U0905346

湖南省卫生健康委课题“基于医院—社区—家庭三位一体联动延续管理在糖尿病高危孕妇中的应用研究”（B202314036491）
湖南省卫生健康委课题“基于保护动机理论指导的营养与运动干预在妊娠期糖尿病患者中的应用研究”（D202314036494）
湖南省卫生健康委课题“‘互联网＋’背景下母婴延续性护理服务平台的构建研究”（202214033421）

向秋红　彭　芳　吴贤琳　柳红艳　尹　转　主编

妊娠期糖尿病有问必答

學苑出版社

图书在版编目（CIP）数据

妊娠期糖尿病有问必答 / 向秋红等主编. -- 北京 : 学苑出版社, 2024. 8. -- ISBN 978-7-5077-7018-6

Ⅰ. R714.256-44

中国国家版本馆 CIP 数据核字第 2024US2180 号

出 版 人：洪文雄
责任编辑：黄小龙
出版发行：学苑出版社
社　　址：北京市丰台区南方庄 2 号院 1 号楼
邮政编码：100079
网　　址：www.book001.com
电子邮箱：xueyuanpress@163.com
联系电话：010-67601101（营销部）、010-67603091（总编室）
印 刷 厂：广东虎彩云印刷有限公司
开本尺寸：710 mm × 1000 mm　1/16
印　　张：10.75
字　　数：143 千字
版　　次：2024 年 8 月第 1 版
印　　次：2024 年 8 月第 1 次印刷
定　　价：68.00 元

本书编写人员

主　审

方玉琦

主　编

向秋红　彭　芳　吴贤琳　柳红艳　尹　转

副主编

李晓莉　陈秋玲　王叶娟　王　娟　周碧玉

编　委

（以姓氏笔画为序）

丁久洪　王　娟　王英红　邓燕霞　申梦晴
朱清香　向玉珍　刘　意　刘卓凡　许瑞雪
李　洁　李子君　李文霞　李婷婷　李慧玲
杨　利　何　雁　沈雅婷　宋晓童　张　乐
张梦妮　张翠娥　陈　妹　陈玮璐　罗　慧
罗月湘　周　巧　周　炯　周　容　周千茹
周恒郁　赵　敏　胡　仁　胡　科　胡　涛
胡桃艳　胡婉琴　秦　辉　黄　莹　蒋学艳
蔡　静　蔡伟秀　廖　阳　熊安琪　黎柳青

前言

妊娠期糖尿病（gestational diabetes mellitus，简称 GDM）是妊娠期常见的代谢性疾病之一，其特征是在妊娠期间首次发现的糖尿病或葡萄糖耐量异常。随着生活方式的改变和妊娠年龄的推迟，妊娠期糖尿病的发病率逐年上升，已成为影响母婴健康的重要问题。

妊娠期糖尿病不仅对孕妇本身的健康产生影响，如增加孕期高血压、早产、剖宫产的风险，还可能对胎儿的发育和出生后的健康产生不利影响，如巨大儿、低血糖和肥胖等。因此，了解妊娠期糖尿病的相关知识，掌握预防和管理的方法，对于每一位孕妇及其家庭来说都尤为重要。

本书在内容上力求紧密联系临床需求，将实用性与科学性相结合，对妊娠期糖尿病的定义、诊断、营养评估、运动管理、血糖管理与监测等进行了详细的介绍，对“糖妈妈”（妊娠期糖尿病孕妇）在备孕期、怀孕期及产后的高频问题进行了系统的讲解，满足了不同时期糖妈妈对于知识的需求。

本书旨在为广大孕妇及其家属提供妊娠期糖尿病的基础知识、解答常见问题，帮助大家更好地认识和应对妊娠期糖尿病，确保母婴的健康和安全。通过阅读本书，希望每一位孕妈妈都能科学、安心地度过妊娠期，迎接健康宝宝的到来。

编者

2024 年 7 月

目 录

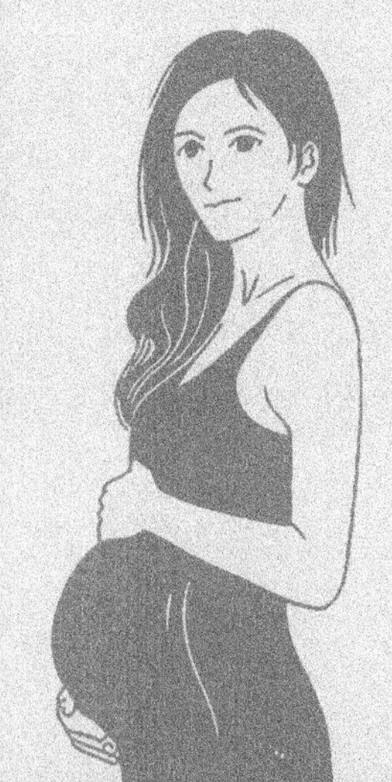

第一章

备孕期需要了解的事

妊娠期糖尿病有问必答

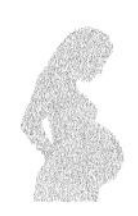

1. 糖妈妈可以生育一个健康的宝宝吗？

很多妈妈会有疑惑，我得了妊娠期糖尿病还能生下一个健康的宝宝吗？答案是肯定的。从妊娠中期开始，由胎盘分泌的各种激素进行性升高，这些由胎盘分泌的激素具有胰岛素拮抗作用，使得孕妈妈对胰岛素的敏感性下降，为了维持正常的糖代谢水平，机体对于胰岛素的需求量增加，当胰岛素分泌不足时，孕妇不能代谢而致血糖升高，导致妊娠期糖尿病。妊娠期糖尿病的管理首选生活方式干预，大多数病人通过合理的饮食治疗血糖即可控制良好，配合定期产检，糖妈妈也可以生育健康的宝宝。

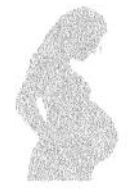

2. 怀孕可能给孕妇带来的“甜蜜的负担”有哪些？

很多孕妈妈在孕中期测血糖或做糖耐量试验后会被医师告知血糖高，也就是患上了“妊娠期糖尿病”，在所有孕妈妈中，这种情况占10%～20%。

虽然说“妊娠期糖尿病”不同于一般的糖尿病，通常受激素改变等多种因素影响，孕妈妈们往往没有任何症状，并且一般在生产后自行康复，但是对于腹中的小宝宝来说，却是非常危险的。

妈妈体内的高血糖状态会影响到宝宝发育和代谢，如不控制，会引起巨大儿、子痫、新生儿低血糖等不良后果，甚至还会使宝宝成年后患肥胖、糖尿病等慢性病的概率大大增加。

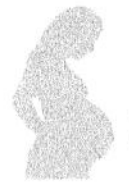

3. 妊娠期糖尿病对孕妇有什么危害?

（1）流产及早产：高血糖可以使胚胎发育异常甚至死亡。据统计，孕妇高血糖导致的流产发生率为15%～30%，胎儿早产发生率为10%～25%，远高于非糖尿病患者。

（2）妊娠期高血压：糖妈妈很容易患有妊娠期高血压，同时增加了血糖与血压的控制难度，妊娠期高血压的发生率为13%～30%，是非糖尿病孕产妇的2～4倍。

（3）羊水过多：羊水主要是来源于胎儿的尿液，孕妇患妊娠期糖尿病可能导致胎儿高血糖、高渗性利尿使胎尿排出过多，羊水过多可能增加孕妇的心肺负担，导致孕妇心功能不全，影响正常呼吸。

（4）继发感染：妊娠期糖尿病由于体内代谢发生改变，发生感染机会增加，尤其对于孕产妇，很容易发生外阴阴道炎症，包括霉菌性阴道炎，易孕期反复发作，瘙痒难耐，所以需要反复治疗。此外，血糖过高也可能导致无症状性菌尿，不及时治疗，感染容易扩散。

（5）肩难产：如果胎宝宝因为孕妈妈妊娠期糖尿病的影响成为巨大儿，在分娩时，很可能发生胎宝宝头部娩出，但肩部卡在孕妈妈的耻骨不能娩出的现象。在这种情况下，可能导致胎宝宝呼吸困难，进入十分危险的状况。

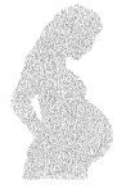

4. 妊娠期糖尿病对胎儿有什么危害?

（1）巨大儿：母亲的高血糖自由跨过胎盘，刺激胎儿胰腺细胞增生肥大，进而分泌大量胰岛素，导致胎儿高胰岛素血症。在高血糖、高胰岛素血症的刺激下使得胎儿过度生长形成巨大儿，发生率在 25% ～ 42%，是非糖尿病妊娠的 10 倍。巨大儿使得胎儿在分娩时无法轻松通过产道，容易发生产程停滞、胎儿窘迫、肩难产，使产道损伤、剖宫产的概率增加。

（2）胎儿畸形、流产及早产：妊娠期高血糖可以导致胎儿畸形、流产甚至早产，合并胎盘微血管病变时可以影响胎儿发育，使得胎儿生长受限。

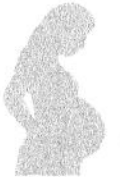

5. 妊娠期糖尿病对母亲及孩子有什么远期影响?

对母亲：糖妈妈产后发展为糖尿病的风险增加，据预测，糖妈妈妊娠后 22 ～ 28 年中，有高达 50% 的概率将发展为糖尿病。糖妈妈产后患 2 型糖尿病的风险是健康女性的 7 ～ 10 倍。

对孩子：妊娠期糖尿病会增加孩子未来患 2 型糖尿病、肥胖、高血压等代谢性疾病的风险。

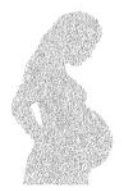

6. 糖尿病女性孕前应做哪些检查？

对患有糖尿病的女性来说，选择最佳的妊娠时机是非常重要的。由于胎儿的主要器官都是在孕期前八周形成的，如果在此期间血糖水平没有控制好，就会增加胎儿发育缺陷和流产的风险。糖妈妈至少应在受孕前三到六个月控制好血糖，以防受孕时高血糖影响胚胎正常发育。糖尿病妇女计划妊娠前一定要咨询内分泌科和产科医生，并进行一次全面的体检和血糖控制评估，符合条件才适合怀孕。检查项目主要包括：眼底检查、肝肾功能、心电图、血压、血脂、血糖谱、糖化血红蛋白、尿常规、血常规、体重等。未经治疗的增殖期视网膜病变患者不建议怀孕。

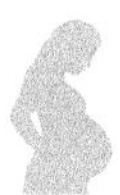

7. 糖尿病女性备孕期间血糖应该控制到什么水平？

孕前咨询非常重要，我们要在安全范围内使血糖水平尽可能接近正常水平，理想情况下为糖化血红蛋白＜6.5%，应用胰岛素治疗者糖化血红蛋白＜7.0%，餐前血糖控制在3.9～6.5 mmol/L，餐后血糖在8.5 mmol/L以下。同时，所有计划妊娠的糖尿病女性，应谨记自我血糖监测的重要性，这不仅可以积极控制高血糖，及时调整降糖方案，还可以预防低血糖的发生。

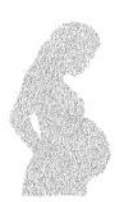

8. 糖尿病女性备孕期间的降糖药物是否需要调整？

对于长期口服降糖药物的糖尿病患者，在孕前应根据医生的建议将口服降糖药物更换为胰岛素治疗，胰岛素不通过胎盘，对胎儿没有影响。可选择基因重组人胰岛素或孕妇可使用的胰岛素类似物，或选择胰岛素泵控制血糖。应用二甲双胍的糖尿病患者，备孕时可继续使用，怀孕之后可在医生指导下权衡利弊，决定是否继续应用或停用。

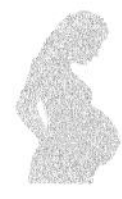

9. 什么是体质指数？

体质指数（body mass index，BMI），是国际上常用的衡量人体胖瘦程度以及是否健康的一个标准。计算公式为：BMI= 体重 ÷ 身高^2（体重单位：千克；身高单位：米）。BMI 的正常值是 18.5 ～ 24 kg/m^2。

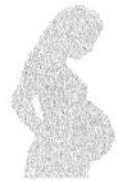

10. 哪些女性是发生妊娠期糖尿病的高危人群？

（1）高龄产妇，年龄≥ 35 岁。

（2）妊娠前超重或肥胖（BMI ≥ 24 kg/m^2）。

（3）糖耐量异常史、多囊卵巢综合征病史，既往怀孕有过妊娠期糖尿病病史。

（4）糖尿病家族史，特别是孕妈父母患有糖尿病者。

（5）有 I 型或 2 型糖尿病。

（6）不良孕产史：不明原因的死胎、死产、流产史，巨大儿分娩史，胎儿畸形、羊水过多史。

（7）本次妊娠期发现胎儿大于孕周，羊水过多，反复外阴阴道假丝酵母菌病者。

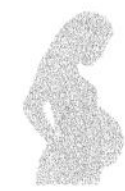

11. 超重或肥胖女性该如何备孕?

肥胖女性多伴有多囊卵巢综合征，而部分女性多囊卵巢综合征引起胰岛素抵抗和高胰岛素血症出现糖代谢异常，孕期容易导致血糖升高，从而导致胎儿死亡、胎停育的现象。医生建议，肥胖女性在备孕前需要进行专业医师咨询，可以去内分泌科、呼吸内科、心血管内科、消化内科或普外科咨询，初步判断肥胖和体重过度增加的原因，筛查是否有肥胖的相关并发症如糖尿病、高血压、脂肪肝、睡眠呼吸暂停低通气综合征和高脂血症等。医生介绍，引起肥胖的原因有很多，可分为单纯性肥胖和症候性肥胖。

了解原因才能有效地进行备孕前的减重和控重。

（1）单纯性肥胖与运动不足、生活方式、教育水平等有关，其中不合理的膳食结构是导致肥胖的主要原因，肥胖妇女的膳食往往是高热能、脂肪和碳水化合物摄入过高，且三大营养素比例失调，特别是动物性食品和含脂类较高的食品摄入过多。

（2）症候性肥胖则包括内分泌异常（甲状腺功能减退、库欣综合征、糖尿病）、药物性肥胖（应用肾上腺皮质激素、抗精神病药、胰岛素等）、中枢性肥胖（下丘脑性、大脑皮层功能障碍）。

控制孕前体重对于过胖的女性备孕来说非常重要。医生建议过度肥胖的女性在孕前1～2年就开始进行减重和控重。备孕前的减肥，节食不是最好的选择，控制饮食加上运动才是科学合理的。减重的目标是减少≥5%的体重，关键在于建立健康的生活方式。

第一，饮食均衡。在膳食营养素平衡的基础上减少每日摄入的总热量，原则是“低能量，低脂肪，适宜优质蛋白”（如鱼、鸡蛋、鸡肉、牛奶等）。

不暴饮暴食，细嚼慢咽，延长进食时间；可少食多餐，减少饥饿感。也可由专业营养师进行专业营养指导，学会简单饮食计划方法，如份数控制和健康食物的选择，建议总量控制、均衡营养、食品多样化。

第二，适中运动。备孕肥胖女性每天至少进行60分钟的体力活动。每周至少进行180分钟中等强度有氧运动（最大心率的50％～70％），每周至少运动5天，不能连续超过2天不运动。

减少静坐时间，尤其是避免长时间的静坐（＞90分钟）。运动锻炼以中等强度运动为宜，如快步走、慢跑、打羽毛球、打乒乓球、跳舞、游泳、做有氧操、骑自行车、跳绳、爬楼梯等。

此外，医生提醒，备孕女性还要注意保证充足的睡眠，调节心理压力，保持稳定情绪。

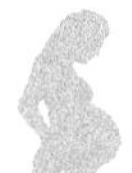

12. 什么情况下可以计划妊娠？

在糖尿病未得到满意控制之前应采取避孕措施，避孕方式选择与非糖尿病女性相同。孕前应尽量控制血糖使其接近正常范围，以降低先天性畸形、子痫前期、巨大儿、早产及其他并发症等风险。孕前糖化血红蛋白控制在＜6.5％，如无明显低血糖发生，则理想的控制目标为＜6.0％，如出现低血糖则可放宽到＜7.0％，而当糖化血红蛋白＞10％时，不建议妊娠。孕前应控制体重，建议孕前BMI控制在18.5～23.9 kg/m^2，如BMI＞27.0 kg/m^{2}则应先科学控制体重。计划妊娠前需完善妊娠前血糖水平、甲状腺功能、肝肾功能、心电图和超声心动图等相关检查，以评估糖尿病视网膜病变、糖尿病肾病、神经病变和心血管疾病等，如出现相关并发症，需由内分泌科医师、营养科医师、产科医师等多学科团队进行孕前管理和治疗，同时评估是否合适妊娠。

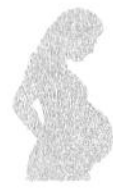

13. 如何预防妊娠期糖尿病？

为了宝宝的健康，孕妈妈们一定不要忽视了“妊娠期糖尿病”这个甜蜜的杀手。预防当然是第一位的。许多妈妈在怀孕初期并没有严重的早孕反应，反倒可能心情愉悦、胃口大开，不要高兴得太早，孕早期营养过剩，孕妇体重增长过快，很有可能会引起机体代谢负荷增加，进而患上妊娠期糖尿病。

（1）孕前调节体重至适宜水平。应改变不良饮食习惯，减慢进食速度，避免过量进食，减少高能量、高脂肪、高糖食物的摄入；多选择血糖生成指数低、富含膳食纤维、营养素密度高的食物。同时，增加运动量，推荐每天 30 ～ 90 分钟的中等强度的运动。

（2）女性最好能在 35 岁之前完成生育，以规避高龄妊娠带来的风险。

（3）平衡膳食，饮食的原则为既能满足母婴营养需要又能保证体重增长在合理的范围内。可在《中国居民膳食指南》的基础上，利用食物交换份法计划膳食。具有高危因素的孕妇，在整个孕期需密切关注和记录体重变化。根据体重增长速率调节饮食和运动，建议至孕期营养门诊咨询围产保健营养师或医生。清淡饮食，限制食盐和烹调油的摄入量。每日摄入食盐总量小于 6 g（见图 1-1）：其中包括日常零食、即食食品、黄酱、酱油中的盐分。烹调油为 25 ～ 30 g，2 ～ 3 瓷勺（容量为 10 mL）的量，或使用限油瓶来量取。

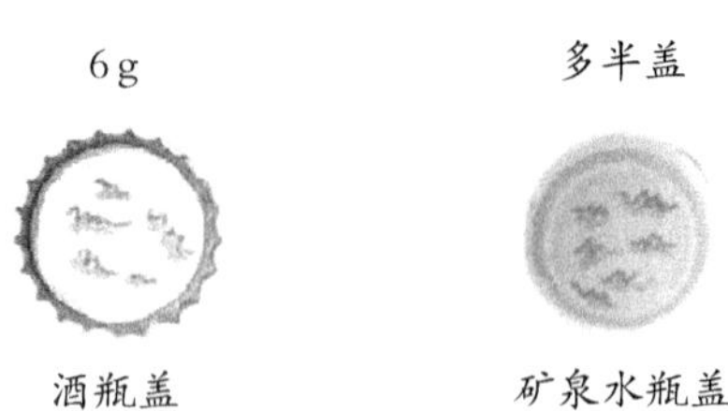

图 1-1　每日应摄取的食盐量

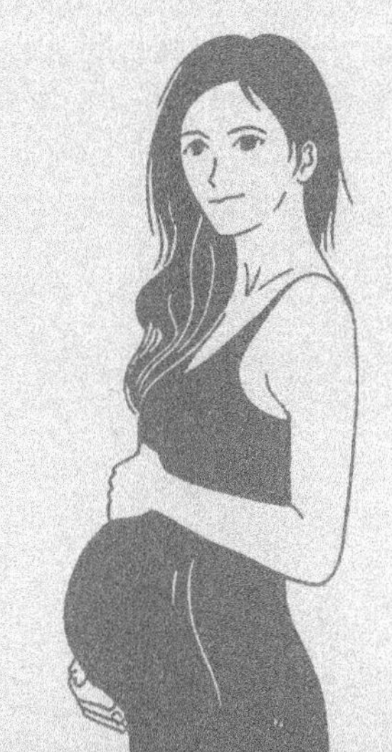

第二章

认识妊娠期糖尿病

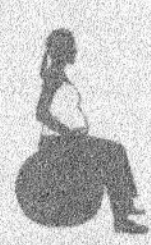

妊娠期糖尿病有问必答

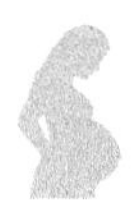

1. 什么是糖尿病？

通俗来说，糖尿病就是血液中葡萄糖含量过高产生的一种疾病。当人体摄入了含有碳水化合物的食物后，食物在胃肠道内消化转化为葡萄糖吸收进入血液。胰岛素将把葡萄糖运到身体中各部位的细胞内，帮助提供人体所需要的能量。当胰岛素分泌不足或胰岛素抵抗，胰岛素不能有效利用，就会导致血液中葡萄糖浓度升高，同时部分葡萄糖通过尿液的形式排出体外，形成尿糖，因而被称为糖尿病。

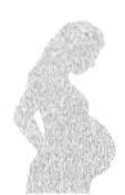

2. 什么是妊娠期糖尿病？

妊娠期糖尿病是指妇女在怀孕前未患有糖尿病，在怀孕时才发现的血糖过高的一种妊娠期并发症。从妊娠中期开始，胎盘各种激素进行性升高，产生的激素导致胰岛素不能正常工作，使人体对胰岛素的需求量增加。当一些孕妇不能代偿性地增加胰岛素的分泌量时，就会发生妊娠期糖尿病。

随着胎盘、胎儿的娩出，大部分孕妇的血糖会恢复正常。但是，发生过妊娠期糖尿病的孕妇，其远期发生2型糖尿病的风险会高于正常的孕妇（见图2–1）。

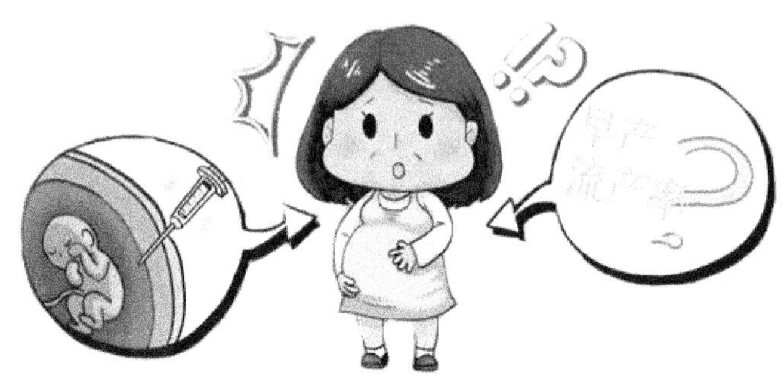

图2–1　妊娠期糖尿病是妊娠期并发症的一种

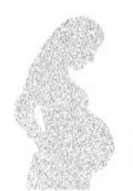

3. 糖尿病合并妊娠与妊娠期糖尿病的区别是什么？

糖尿病孕妇分为两种：一种是妊娠前已经有糖尿病，又称“糖尿病合并妊娠”；另一种是妊娠前血糖正常，妊娠后才出现的糖尿病，又称“妊娠期糖尿病”。两者虽然都属于高危妊娠，字面上差距不大，但是两者也有显著的区别。为了表述的简便,本书将妊娠期糖尿病患者统称为糖妈妈。。

（1）孕前准备不同

糖尿病合并妊娠怀孕时要提前做好准备，停用口服降糖药，改用胰岛素治疗，要求在孕前将血糖控制在正常范围内，要围绕糖尿病做全面的检查，包括肝肾功能、糖化血红蛋白、眼底检查、心电图、血压等，由内分泌医生及妇产科医师指导怀孕时机。妊娠期糖尿病一般发生在怀孕中晚期，孕前准备相对来说比较简单。

（2）对母胎的影响不同

糖尿病合并妊娠，血糖控制不佳将影响整个围生期，孕前高血糖可能导致不孕；孕早期高血糖可以显著增加流产、胎儿畸形的发生风险；妊娠中晚期高血糖可增加巨大儿、早产、剖宫产的概率。妊娠期糖尿病主要发生在中晚期，可能导致早产、巨大儿，增加分娩难度和剖宫产率；对孕妇的影响是诱发酮症酸中毒。

（3）治疗不同

糖尿病合并妊娠，血糖波动比孕前更加明显，控制比较困难，大多需要使用胰岛素来控制血糖。妊娠期糖尿病糖代谢紊乱相对较轻，大多数患者通过饮食治疗及适当运动可以使血糖控制达标。

（4）诊断标准不同

糖尿病合并妊娠的诊断标准为：①空腹血浆葡萄糖≥ 7.0 mmol/L；服糖后 2 小时血糖≥ 11.1 mmol/L；② 75 g 口服葡萄糖耐量试验（OGTT），服糖后 2 小时血糖≥ 11.1 mmol/L；③伴有明显的糖尿病症状，同时随机血糖≥ 11.1 mmol/L。妊娠期糖尿病的诊断标准为：①在妊娠 24 ～ 28 周采用 75 g OGTT，空腹血糖≥ 5.1 mmol/L 或服糖后 1 小时血糖≥ 10.0 mmol/L 或服糖后 2 小时血糖≥ 8.5 mmol/L，血糖值满足任何一点即可诊断。

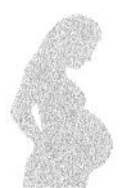

4. 妊娠期糖尿病可以预防吗？

妊娠前和妊娠期的饮食和生活方式都与妊娠期糖尿病的发生风险相关。建议孕妇妊娠前和妊娠期采用正确健康的生活方式，最大限度地预防妊娠期糖尿病的发生。

（1）妊娠期糖尿病相关的不健康饮食模式包括大量食用含糖饮料、油炸食品、动物脂肪、精制谷物、糖果、薯条和比萨等；相反，健康饮食模式包括地中海饮食，多吃绿叶蔬菜、家禽、鱼类以及坚果和膳食纤维。

（2）不吸烟、健康饮食以及每周≥150分钟的中等至高强度运动，可以使妊娠期糖尿病的发生率降低41%。

（3）减少高糖、高脂等高热量食物摄入，增加膳食纤维素，加强运动，孕前尽量将BMI控制至正常水平，并排查有无糖脂代谢紊乱。

（4）对于合并多囊卵巢综合征者，注意筛查有无胰岛素抵抗，预防孕期不良母儿结局的发生。

（5）孕前超重和肥胖的孕妇，孕期更应注意控制热量摄入，接受营养和运动指导，合理管理孕期体重，并警惕子痫前期及血栓性疾病的发生。

与未孕前相比，早孕期需要的总能量并不增加，千万不要过度饮食。妊娠中后期要比孕前每天增加200 kcal能量，双胎再增加200 kcal。

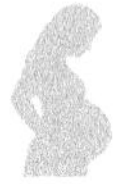

5. 哪些女性会患上妊娠期糖尿病？

很难预测哪些女性会患病，但某些女性的患病风险更高。以下情况会增加患病风险：

（1）以前出现过该病。

（2）超重。

（3）有家族成员患糖尿病。

（4）年龄＞40岁。

某些习惯可能会降低发生妊娠期糖尿病的风险，包括怀孕前减重（若超重）、健康饮食、定期锻炼和不吸烟。

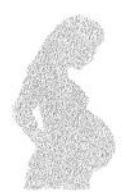

6. 妊娠期糖尿病会遗传给下一代吗？

很多糖妈妈都特别担心妊娠期糖尿病会遗传给宝宝，妊娠期糖尿病究竟会遗传吗？

妊娠期糖尿病具有广泛的遗传异质性，是一个多基因疾病，多种基因的相互作用在妊娠期糖尿病的发病中扮演重要的角色。但是，妊娠期糖尿病又比较特殊，一方面它不能直接等同于遗传病；另一方面大多数情况该病只是发生在妊娠期的一种高血糖的病症，生产后一段时间就会逐渐回归到正常，这样自然也就不会把所谓的糖尿病遗传给宝宝了。

尽管妊娠期糖尿病不会遗传给宝宝，但以后宝宝患糖尿病的风险会比正常妊娠的宝宝更大一些。对于“糖宝宝”，父母一定要注意在其成长过程中要控制含糖饮料、甜食、油炸食品的摄入，多运动，控制体重，就能有效降低其将来糖尿病的发病风险。与遗传因素相比，不良生活方式会进一步催化糖尿病的发生。

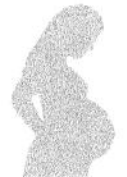

7. 糖妈妈产检有什么特殊要求吗？

从确定怀孕开始，产检对孕妈妈来说就不再陌生了。通常在整个孕期，孕妈妈一共要进行 9 ～ 13 次产检，而糖妈妈和其他高危孕妈妈需要根据具体情况增加产检次数。产检就好比是游戏中的关卡，糖妈妈们要在家人、朋友和医护人员的帮助下，一级一级地“通关”，直到新生命的到来。

妊娠期糖尿病一旦确诊，即行饮食治疗 1 ～ 2 周后监测血糖：空腹、三餐后 2 小时血糖，视控制情况而定，如控制良好，28 周前每月产检 1 次，28 ～ 36 周之间每月产检 2 次，36 周之后每周产检 1 次；糖尿病合并妊娠的患者则 28 周前 2 周产检 1 次，28 周以后每周产检 1 次。无论妊娠期糖尿病或糖尿病合并妊娠，如有特殊情况，都要增加检查次数，必要时需住院检查及治疗，同时还需要常规检测血糖（见图 2–2）。

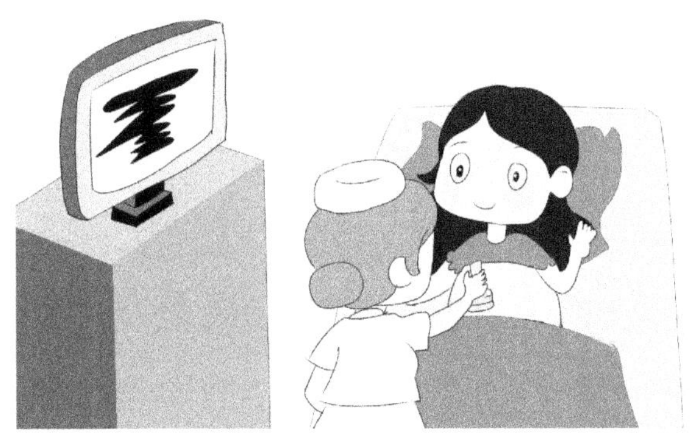

图 2–2　孕妈妈在怀孕期间要定期孕检

8. 血糖持续居高不下，是什么原因引起的？

妊娠期糖尿病的管理，七分靠自己、三分靠医护，只要和医护人员一起努力，前景是光明的。那么，为什么有的糖妈妈血糖总是居高不下呢？

（1）饮食控制不当

对于妊娠期糖尿病的孕妈妈来说，由于疾病的特殊性，应每天控制好自己摄入的总热量，坚持合理搭配原则。碳水化合物、脂肪、蛋白质等营养素比例搭配要合理，主食类应避免或减少高升糖指数的食物，如精制米面、熬烂的粥、甜品等（见图 2-3），增加膳食纤维和全谷物摄入，均有利于餐后血糖控制。

图 2-3　蛋糕属于高升糖指数的食物

（2）运动量不足

运动可以帮助消耗患者身体内多余的热量、糖分，起到降血糖的作用。如果糖妈妈在平时没有坚持运动，就容易让脂肪和热量堆积在身体内，使得自己的血糖持续上升。

（3）情绪影响

心理因素对血糖的影响很大，紧张、焦虑、气恼、大喜大悲、过度兴奋等情绪变化都会引起交感神经兴奋，使儿茶酚胺等升糖激素分泌增加，导致血糖升高。因此，保持情绪稳定十分重要。另外，生活不规律，过度疲劳也会引起血糖的波动，糖妈妈每天需要保证 6 ～ 8 小时的睡眠时间。

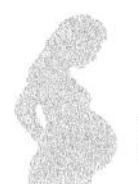

9. 降血糖是越快越好吗？

血糖降得越快越好吗？答案是否定的。糖尿病是一种慢性病，而降糖也需要“慢慢来”，给身体一个适应的过程。“一口吃个胖子”不可取，而“一顿饿成瘦子”也是不科学的。

如果血糖降得太快，不仅患者身体难以适应，而且很容易矫枉过正引起低血糖，轻则出现心慌、出汗、手颤、全身瘫软无力，重则导致意识障碍、昏迷乃至死亡。不仅如此，低血糖还会引起胰岛素的拮抗激素如肾上腺素、生长激素、胰高血糖素等分泌增加，而导致反跳性高血糖，使血糖忽高忽低，会损伤血管内皮细胞而促发血管并发症，还会促使交感神经兴奋性异常，从而增加心脑血管病的发生率与死亡率。

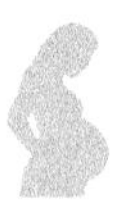

10. 多囊卵巢综合征与妊娠期糖尿病的关联有哪些？

孕妈妈们孕中晚期存在生理性胰岛素抵抗，而多囊卵巢综合征患者多合并超重、肥胖和胰岛素抵抗，拮抗胰岛素的作用将更加明显，胰岛素敏感性下降，糖耐量降低，最终增加妊娠期糖尿病和将来患 2 型糖尿病的发生风险。

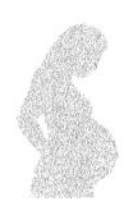

11. 头胎有过妊娠期糖尿病，二胎也一定会有吗？

头胎患有妊娠期糖尿病的产妇，二胎再次患妊娠期糖尿病的概率为 33%～69%，并且远期有 17%～63% 的概率发展为 2 型糖尿病，数据看起来虽然挺高的，但是也并不是绝对的。建议在下次怀孕前及孕早期尽早接受个体化营养管理与指导，以便降低妊娠期糖尿病的发病率。

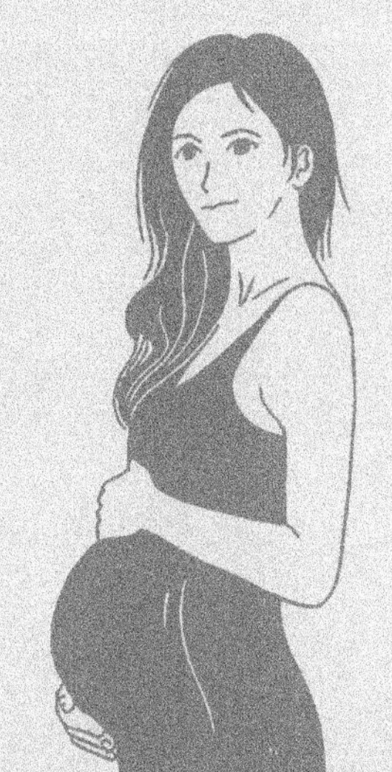

第三章

妊娠期糖尿病的症状与诊断

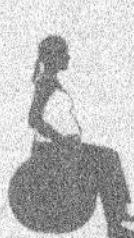

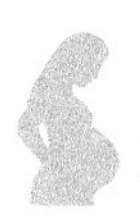

1. 妊娠期糖尿病有哪些临床表现？

糖妈妈可出现多饮、多食、多尿的临床表现，重症者症状明显。但大多数孕妈妈无明显的临床表现。

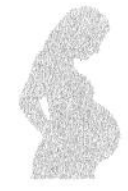

2. 妊娠期糖尿病的常见症状有哪些？

妊娠期糖尿病，有典型的三多一少的症状即：吃得多、喝得多、尿得多和消瘦。伴随视力模糊、疲劳、非常口渴、恶心呕吐、食欲增加，但体重下降、排尿增多、频繁感染（膀胱、阴道、皮肤）。

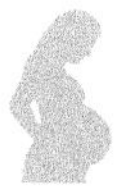

3. 如何进行妊娠期糖尿病的诊断？

（1）妊娠 24 ～ 28 周及 28 周后首次就诊时行 75 g OGTT，空腹及服糖后

1 小时、2 小时的血糖值应分别低于 5.1 mmol /L、10.0 mmol /L、8.5 mmol /L。任何一点血糖值达到或超过上述标准者诊断为妊娠期糖尿病。

（2）孕妇具有妊娠期糖尿病高危因素或处于医疗资源缺乏地区，建议 24 ～ 28 周首先检查空腹血糖。空腹血糖 ≥ 5.1 mmol /L，可直接诊断为妊娠期糖尿病。

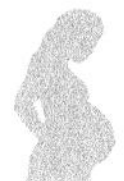

4. 什么是口服葡萄糖耐量试验？

人体对其所摄入的葡萄糖的处置调控能力称为葡萄糖耐量。正常人的糖调节机制完好，无论进食多少，血糖都能保持在一个比较稳定的范围内，即使一次性摄入大量的糖分，血糖浓度也只是暂时性轻度升高，并且很快（2 ～ 3 小时）便可恢复到正常水平，说明正常人对葡萄糖有很强的耐受能力，即葡萄糖耐量正常。

当体内存在胰岛素抵抗和 / 或胰岛素分泌异常时，机体对糖的吸收、利用能力下降，在服用一定量的葡萄糖后，血糖浓度则会显著升高，并且短时间内不能恢复至正常水平，说明机体耐糖能力减低，这种现象谓之糖耐量异常。

OGTT 是一种葡萄糖负荷试验，可以检测机体对血糖的调节能力，判断受检者是否存在糖调节异常及糖尿病。换言之，OGTT 主要用于糖尿病前期的筛查以及糖尿病的诊断。

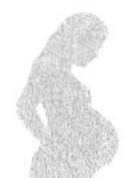

5. 口服葡萄糖耐量试验时需要注意什么？

试验当天早晨，将 75 g 无水葡萄糖溶于 300 mL 水中，于 5 分钟内空腹服下，从服糖第一口开始计时，于服糖前和服糖后 1 小时、2 小时分别在前臂采血测血糖（见图 3-1）。

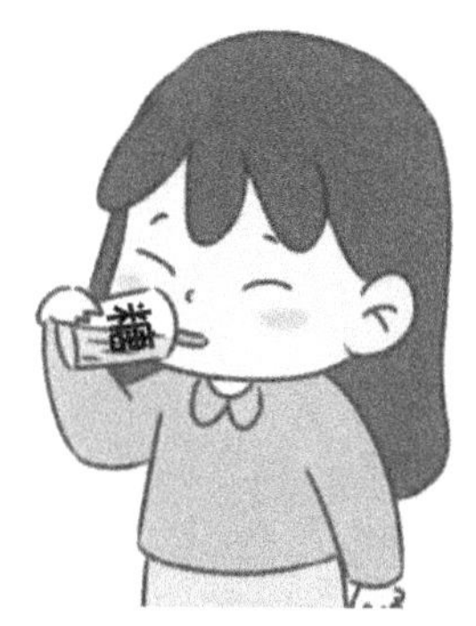

图 3-1 口服葡萄糖耐量试验

注意事项包括：

（1）试验前 3 天，可以正常进食，每天饮食中碳水化合物含量不应低于 150 g，过分节食可造成人为的“糖耐量减低”。

（2）试验前须停用一切可能影响血糖的药物 3 ～ 7 天，如糖皮质激素、避孕药、噻嗪类利尿剂、磺胺类药物、水杨酸钠、普萘洛尔等药物。

（3）试验前晚餐后禁食 8 ～ 10 小时，但必须进晚餐。

（4）试验前或试验过程中，要求受试者不做剧烈运动，不饮浓茶、咖啡等刺激性饮料，不吸烟、饮酒。保持心情平静，避免精神刺激使血糖升高。

（5）试验过程中不得进食，但不绝对限制饮水，口渴时可以适量喝少量白开水（起到润喉作用即可）。

（6）为保证血糖准确，血标本应在抽取后尽快送检。

（7）胃切除术后会加快肠道对葡萄糖的吸收，而严重的肝病患者肝脏不能相应快速摄取葡萄糖，故上述两种情况均不适宜做 OGTT，可采用静脉注射葡萄糖耐量试验（IVGTT）。

（8）避免在应激状态下做糖耐量试验，患者如有发热、感染、手术、急性心肌梗死、脑卒中等，应在应激过后方可进行 OGTT 检查。

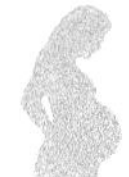

6. 如何看懂糖尿病的化验单？

（1）空腹血糖

指至少 8 小时内无热量摄入条件下血液中葡萄糖的含量，（一般前一天晚饭后，到第二天早餐前，8 ～ 10 个小时没有进食的情况下血液中葡萄糖的含量），正常范围：3.9 ～ 6.1 mmol /L；空腹血糖受损：6.1 ～ 6.9 mmol /L，需到医院内分泌科就诊进行干预，避免发展为糖尿病；低血糖：＜ 2.8 mmol /L，需及时补充能量，并就诊查找低血糖原因。

（2）餐后 2 小时血糖

指从进食第一口开始算起半小时之内进食完毕，两小时后采血所测量的血糖数值。

糖妈妈：应控制在≤ 6.7 mmol /L。

孕前糖尿病孕妇：应控制在≤ 7.1 mmol /L。

（3）夜间血糖

夜间血糖不低于 3.3 mmol /L。

（4）糖化血红蛋白

糖妈妈：糖化血红蛋白＜ 5.5 %。

孕前糖尿病孕妇：糖化血红蛋白＜ 6.0 %。

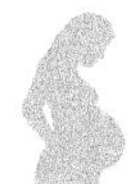

7. 糖化血红蛋白检查需要空腹吗？

糖化血红蛋白是血液中红细胞内的血红蛋白与血糖结合的产物。糖化血红蛋白能够反映过去 2 ～ 3 个月血糖的平均水平，它不受偶尔一次血糖升高或降低的影响，而且受抽血时间、是否空腹等因素的干扰不大。检测血红蛋白可以比较全面地了解过去一段时间的血糖水平。

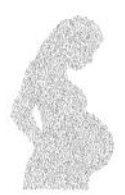

8. 糖化血红蛋白与血糖有何区别？

表 3–1　糖化血红蛋白与血糖的区别

血糖	糖化血红蛋白
血液中的葡萄糖	血红蛋白与葡萄糖结合的产物
反映即时血糖水平	反映 2 ～ 3 个月平均血糖水平
受饮食、运动、药物、情绪波动的影响	主要受血糖影响
检测时间依据不同目的而定，餐前、餐后、睡前、凌晨等	检测不受餐前、餐后的影响，不需要空腹，一天中任何时间都行
不能作为评价疾病控制程度的理想指标	适合作为对长期血糖控制效果的评估指标

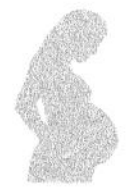

9. 妊娠期糖尿病产检频率和时间表是怎样的？

从宝宝在妈妈肚子里“安家”的那天起，孕妈妈的日程中就多了一个重要的检查项目——定期孕检。为了孕妈妈和胎宝宝的健康，每次产检要提前准备些什么呢？一般来说，孕妈妈在怀孕期间通常要做 13 次产检（见表 3–2）。

表 3-2 孕妈妈产检项目

产检时间	重点检查项目	产检项目
第一次检查：孕 8 ～ 13 周 $^{+6}$	建档、早期唐氏筛查和 NT 检查	建立妊娠期保健档案、血压、BMI、NT 检查、早期唐氏筛查、确定孕周、推算预产期、评估妊娠期高危因素、健康咨询、营养指导、乙肝五项、梅毒螺旋体、HIV 筛查、孕妇超声心动图、心电图 ※ 如已携带免费孕检卡者，需补充项目：血常规、血型（ABO+Rh）、地中海贫血筛查、G6PD、空腹血糖、肝肾功能、甲状腺功能、糖化血红蛋白、丙肝抗体、白带常规 +BV、尿常规、凝血四项、黄疸三项
第二次检查：孕 16 周	中期唐氏筛查	分析首次产前检查的结果、血压、体重、宫底高度、腹围、胎心率、孕中期唐氏筛查，预约三级超声 如孕妇第一次产检未携带免费孕检卡及未办理生育保险，本次办理好后，需检查：血常规、血型（ABO+Rh）、地中海贫血筛查、G6PD、空腹血糖、肝肾功能、甲状腺功能、糖化血红蛋白、丙肝抗体、白带常规 +BV、尿常规、凝血四项、黄疸三项。 1. 唐氏筛查：16 周左右主要检查中期唐氏筛查，单做此项抽血无须空腹，如早期唐氏筛查抽血时有需空腹抽血的项目没做的，可一同空腹抽血 2. 羊水穿刺：如有高龄、不良孕产史等需要做介入性产前诊断（羊水穿刺）需到产前诊断医生处预约 3. 三维彩超
第三次检查：孕 20 周	二级超声筛查	血压、体重、宫底高度、腹围、胎心率、二级超声筛查
第四次检查：孕 24 周	糖耐量试验及胎儿三级超声检查	血压、体重、宫高、腹围、胎心率、三级超声、糖耐量试验、D 二聚体（备选）、尿常规 糖耐量试验注意事项： 1. 检查 3 天前应该正常饮食，不要刻意戒甜以免影响测试结果 2. 测试前一天晚上 10 点后禁食禁饮，至少空腹 8 小时 糖耐量试验流程： 1. 抽第一次空腹血：请把产检本、葡萄糖粉单、发票、抽血单、取号纸交给抽血护士 2. 冲糖水：将整包糖粉倒入 300 mL 温开水中充分搅匀，在 5 分钟内喝完，喝完糖水后不能进食，不能喝水 3. 第二次抽血：时间为第一口喝糖时间加 1 小时（如果第一口喝糖的时间是 8：00，则第二次抽血时间为 9：00），请准时携抽血条码到窗口抽血 4. 第三次抽血：时间为第一口喝糖时间加 2 小时（如果第一口喝糖的时间是 8：00，则第三次抽血时间为 10：00），请准时携抽血条码到窗口抽血 抽血完毕，请按压 5 ～ 10 分钟，可以进食饮水
第五次检查：孕 28 周	胎儿心脏超声检查	胎儿心脏超声、血压、体重、宫高、腹围、胎心率、血常规、尿常规、必要时加做妊高征的预测检查
第六次检查：孕 30 周	胎儿一级超声检查	血压、体重、宫高、腹围、胎心率、一级超声检查

（续表）

产检时间	重点检查项目	产检项目
第七次产检：孕 32 周	胎心监护	血压、体重、宫高、腹围、胎心率、胎方位、胎心监护，必要时复查血常规 胎心监护注意事项： 1. 请自备胎监带 2 条 2. 孕 32 周左右开始做胎心监护，有特殊情况由医生安排 3. 做胎心监护流程：医生开单—缴费—当天现场胎监室自助机预约 4. 最好进食后有胎动时做胎心监护
第八次产检：孕 34 周	胎心监护	血压、体重、宫高、腹围、胎心率、胎方位、胎心监护
第九次产检：孕 36 周	B 型链球菌检查	血压、体重、宫高、腹围、胎心率、胎方位、一级超声检查、胎心监护、心电图、白带检查、B 型链球菌检查
第十次产检：孕 37 周	评估胎先露入盆情况、助产士门诊指导	血压、体重、宫高、腹围、胎心率、胎方位、评估胎先露入盆情况、血常规、尿常规、胎心监护、助产士门诊指导
第十一次产检：孕 38 周	评估胎先露入盆情况	血压、体重、宫高、腹围、胎心率、胎方位、评估胎先露入盆情况、胎心监护
第十二次产检：孕 39 周	评估胎先露入盆情况	血压、体重、宫高、腹围、胎心率、胎方位、评估胎先露入盆情况、胎心监护
第十三次产检：孕 40 周	评估胎先露入盆情况	血压、体重、宫高、腹围、胎心率、胎先露入盆情况、I 级超声检查、胎心监护

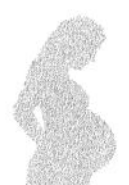

10. 如何正确留取尿标本？

尿液检查是疾病诊断、治疗和判断预后的重要依据。由于尿液检查项目的不同，尿标本留取的要求与处理也不尽相同，尿标本留取方法不正确会直接影响检验结果，影响医生的诊断和治疗。那么常见的尿标本到底该如何正确留取呢？

（1）尿常规标本

①尿沉渣化验：最好留取早晨起床后的第一次尿，由于晨尿是夜间睡眠时储存的，没有受到饮食、活动的影响，可以更好地反映人体在生理状态平静、稳定情况下的尿液情况。

②随机尿化验：通常是用于急查尿常规，此标本仅反映某一时段的情况，且易受多种因素（如运动、饮食、用药、情绪、体位等）的影响，可致尿检成分浓度降低或增高。随机尿不是随意留取的尿标本，随意留取可能导致化验结果不准。

（2）24 小时尿标本

① 24 小时尿蛋白定量：通过收集 24 小时的全部尿液，来测定其中的蛋白质的含量，进而计算出 24 小时内的蛋白总量。收集方法：当日早上 7 点排尿并弃去，将膀胱排空，然后开始收集 7 点以后的 24 小时（即当天早上 7 点到次日早上 7 点）全部尿液，将此期间的尿液全部留在清洁的容器中。采集到所有尿标本，混匀后再从中取 10 mL 置于干净容器内送检，并在化验单上记录 24 小时总尿量。

②注意事项：留尿期间要求正常饮食、饮水，勿暴饮暴食，以免影响 24 小时尿总量；选择清洁的容器收集尿液，一定要将容器洗刷干净，不可残留肥皂或其他洗涤剂，这样会影响检查结果。

（3）尿细菌培养标本

①留取方法：用无菌尿杯留取清晨第一次清洁中段尿。留取前一晚，用温水清洗外阴，留尿当天，用专用消毒液（如碘伏）消毒外阴、尿道口，然后排尿，将中段尿置于无菌容器中。

②注意事项：a. 在应用抗菌药物之前或停用抗菌药物 7 天之后留取尿标本。b. 留取尿液时严格无菌操作，充分清洗外阴，消毒尿道口，再留取中段尿液，尿内勿混入消毒液，以免产生抑菌作用而影响检验结果。c. 尿液必须直接尿入无菌容器内，不可接触其他任何容器。d. 应确保尿液在膀胱内已停留至少 4 小时，否则阳性率低。e. 尿标本必须在 1 小时内做细菌培养，放置过久易造成污染或细菌繁殖造成假阳性。

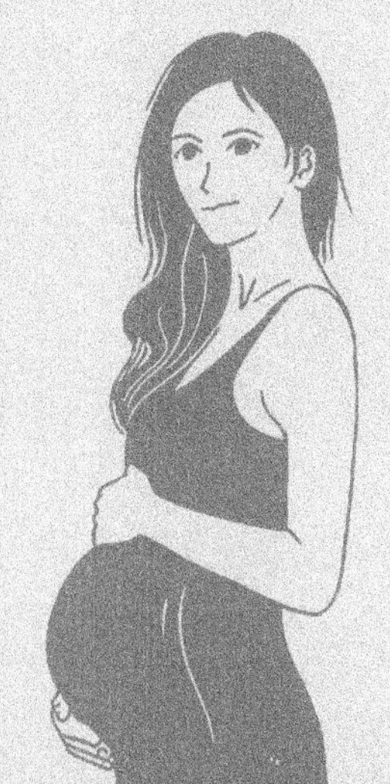

第四章

妊娠期糖尿病的影响与并发症

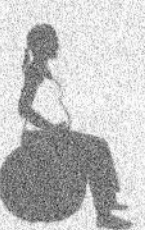

妊娠期糖尿病有问必答

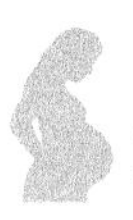

1. 被确诊了妊娠期糖尿病该怎么办？

即使孕前身体健康，孕早期增重合理，受孕期激素改变和家族遗传等多方面因素影响,仍然会有部分宝妈被诊断为“妊娠期糖尿病”。不要担心，这类情况一般不需药物治疗，只要注意饮食和运动相结合，就能将血糖控制在正常水平。那么，如何科学控糖呢？

（1）少量多餐

孕期控糖的关键是保持血糖稳定。由于血糖水平在进餐前后波动最大，避免进餐前血糖过低、进餐后血糖过高的办法就是少量多餐。《中国孕妇、乳母膳食指南（2022）》建议从孕中期开始，孕妇可以每天增加 200 kcal 能量摄入。

三餐安排基本与孕前相同，但是应更注重新鲜蔬菜和蛋白质的摄入，每天至少摄入一斤新鲜蔬菜,晚餐保证一道绿叶菜,每周吃 2 ～ 3 次鱼或虾，每天肉类摄入应为 100 g 左右。每天加餐 3 次，时间基本在正餐后 2 小时，早午餐后的加餐一般可以是 2 片面包、1 杯酸奶，或者一个水果、2 颗核桃，晚餐后的加餐多是 1 杯纯牛奶，既缓解饥饿感又能帮助睡眠。

（2）增强锻炼

孕中期逐渐增强锻炼对孕妇和胎儿都非常有好处，但是要选择安全的运动方式，孕期最常做的可以是快步走和孕妇操。每餐饭后不要立刻坐下，餐后 30 分钟快步走 15 ～ 30 分钟可有助于血糖稳定。

（3）监测血糖，少吃升糖指数高的食物

糖妈妈最好自备血糖仪和试纸，学会自测血糖。每天测 5 次血糖（清晨一次，睡觉前一次，三餐后 2 小时各一次），监测一周，并且将监测结果记录下来。根据监测结果，发现血糖高的时段，调整饮食。

孕期控糖很关键，少量多餐、管住嘴、迈开腿，为宝宝健康创造“恰到好处”的甜度吧。

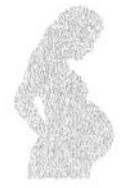

2. 孕期高血糖对胎儿有哪些影响?

孕妇血液中的葡萄糖将通过胎盘进入胎儿体内，是促进胎儿生长发育的原料。孕妇高血糖也将造成胎儿长期处于高血糖状态，刺激胎儿胰岛 β 细胞增生，产生大量的胰岛素，促进蛋白质和脂肪合成，抑制脂肪分解。这将导致胎儿全身脂肪聚集，形成巨大儿，以及头盆不称、宫缩乏力。两者均会使产程异常，巨大儿经阴道分娩容易出现产伤，或者不得已选择剖宫产，导致产褥期恢复慢。

此外，胎儿高血糖及高胰岛素血症会使胎儿的耗氧量增加，加重胎儿宫内缺氧，导致胎儿窘迫，同时高胰岛素血症可能使肺Ⅱ型细胞成熟延迟，从而影响肺表面活性物质（PS）的产生，导致新生儿容易发生呼吸窘迫综合征。

但是，糖妈妈们不用太担心，因为随着胎儿、胎盘的娩出，大部分糖妈妈的糖代谢都是可以恢复正常的。

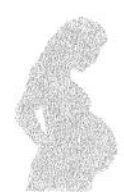

3. 糖尿病合并妊娠对新生儿有哪些影响?

（1）新生儿低血糖：在孕期，胎儿处于高血糖的环境，刺激胎儿胰岛细胞产生较多的胰岛素，胎儿出生后，切断了妈妈的血糖来源，若不及时补充糖，就容易发生低血糖，严重时危及新生儿生命。

（2）新生儿黄疸：新生儿出生后皮肤微黄，这是由于新生儿体内胆红素未能及时排出造成的。孕妇患有糖尿病后，容易导致胎儿宫内缺氧，致使胎儿体内的促红细胞生成素增加，引起红细胞增多症。患有红细胞增多症的新生儿,体内的红细胞被破坏,胆红素生成过多,容易发生新生儿黄疸。

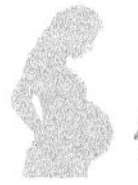

4. 糖尿病急性并发症该如何识别?

糖尿病酮症酸中毒是一种产科急症，在糖尿病孕妇中的发生率为0.5%～3%，通常发生在中期或晚期妊娠，可导致孕产妇并发症（如脑水肿）并偶尔致死，还可导致胎儿发生危及生命的低氧血症和酸中毒。妊娠和非妊娠女性的糖尿病酮症酸中毒临床表现相似，但妊娠女性可能更快出现症状。此类症状包括恶心、呕吐、口渴、多尿、烦渴、腹痛、呼吸过速，以及重度糖尿病酮症酸中毒中的神志改变。

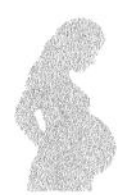

5. 未经控制的妊娠期糖尿病可能导致的风险有哪些?

妊娠期糖尿病血糖控制不良者，会导致微血管病变，使小血管内皮细胞增厚及管腔变窄，组织供血不足，很有可能引起妊娠期高血压，严重的妊娠期高血压可能直接危及母婴的生命安全，还会导致感染、羊水过多、流产、早产、死胎等不良结局。

糖妈妈血糖控制不良会使其长期处于高血糖环境，13.6% ～ 22.3% 的胎儿会长成巨大儿。

在分娩时，由于胎儿身体过胖，肩部过宽，可能会卡在骨盆里，引起肩难产，有时因为时间的延长，还会发生胎儿窒息甚至死亡。

出生后，宝宝虽然脱离了高血糖的环境，可是胰腺仍会持续分泌过多的胰岛素，导致低血糖。如果低血糖持续 12 ～ 24 小时以上，就将造成宝宝脑损伤。

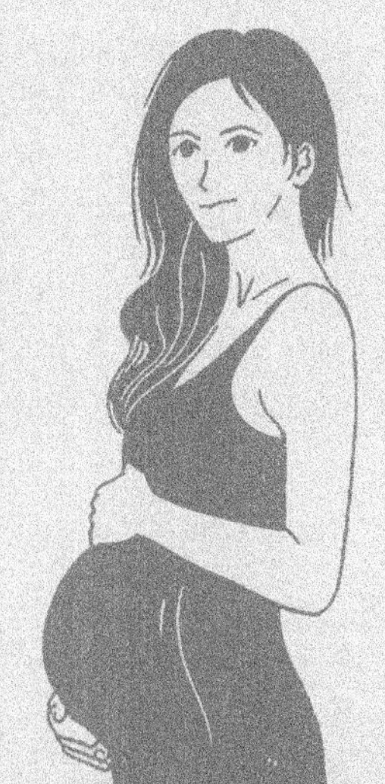

第五章

妊娠期糖尿病的管理与治疗

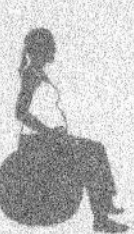

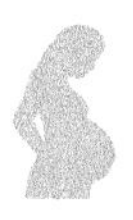

1. 睡眠不好会影响血糖吗？

答案是肯定的，睡眠质量与血糖控制之间存在密切的关系。多项研究表明，睡眠不好或睡眠不足可能会影响血糖水平，尤其是对于糖尿病患者来说。

（1）睡眠不足会导致身体对胰岛素的敏感性下降，这可能会导致血糖升高。胰岛素是控制血糖水平的关键激素，如果身体对胰岛素变得不敏感，胰岛素不能有效地将葡萄糖带入细胞，血糖水平就会上升。

（2）睡眠不足可能会影响荷尔蒙，如胃饥饿激素和饱腹激素的分泌，从而导致食欲增加。这可能会导致食物摄入增加，进而影响血糖控制。

（3）睡眠不足会引发体内炎症反应，而炎症可能会影响胰岛素敏感性和血糖控制。

（4）睡眠不好可能会影响肾脏功能，使肾脏排放多余葡萄糖的能力下降，进而影响血糖控制。

（5）缺乏足够的睡眠可能会增加应激激素的分泌，这些激素可能会导致血糖升高。

总之，维持良好的睡眠对于血糖控制非常重要，尤其是对于糖尿病患者。请保持规律的睡眠时间、改善睡眠质量、养成健康的生活习惯。

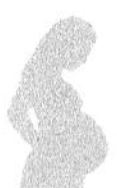

2. 情绪会影响血糖吗？

情绪和心理状态可以影响血糖水平，尤其是对于糖尿病患者而言。情绪的变化可以引起体内激素水平的改变，从而影响胰岛素的释放和胰岛素敏感性，进而影响血糖控制。

（1）当人处于压力或焦虑状态时，体内会释放应激激素如肾上腺素和皮质醇，这些激素可能导致肝脏释放更多的葡萄糖进入血液，导致血糖升高。

（2）一些研究表明，愉快的情绪和积极的心态可能有助于提高胰岛素敏感性，从而有利于血糖控制。

（3）抑郁和情绪低落可能会影响食欲、进食习惯和身体活动水平，进而影响血糖水平的稳定性。

（4）一些人在情绪低落或焦虑时可能会倾向于情绪性进食，通常是高糖高脂的食物，这可能导致血糖升高。

因此，情绪管理对于糖尿病患者维持稳定的血糖水平非常重要。积极的情绪状态、减轻压力、采用应对策略如深呼吸、冥想、锻炼等，都有助于维持血糖的控制。

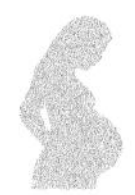

3. 妊娠期糖尿病该如何进行情绪调节？

当孕妇在常规产检中被诊断妊娠期糖尿病，因为缺少心理准备，加上担心胎儿会出现畸形或并发症，一般压力会增大，出现紧张和焦虑的情绪，考虑问题也比较悲观，长期处在这种不良情绪下，会严重影响母婴身心健康。那么，我们应该如何进行情绪调节呢？

（1）孕妇和家人可以多学习、了解妊娠期糖尿病的基本知识，避免由于对疾病的认知不足或存在误区而加深恐惧、焦虑等不良情绪。鼓励糖妈妈通过科普视频、科普讲座等正规渠道获得妊娠期糖尿病的相关知识，提高认知度，懂得妊娠期糖尿病不可怕，只要控制好血糖，就不会对自己及胎儿造成危害，从而缓解紧张焦虑的情绪。

（2）转移注意力：把注意力转移到别的事情上，培养自己的兴趣爱好，可以使生活增加乐趣，精神上有所寄托，能消除不良情绪。在身体条件允许的情况下多做运动，每天至少要运动半小时，比如散步，孕妈妈根据自身状况决定运动量，量力而行。多活动能让机体产生内啡肽和多巴胺，刺激交感神经，提高人体的愉悦性。打扮自己，换一个发型，买一件新衣服，都可以让心情好起来。

（3）家人的支持与开导：孕妇突然患妊娠期糖尿病肯定会害怕，有紧张不安的情绪很正常。家人要理解和陪伴孕妇，主动与其交流，耐心地听孕妇诉说，抒发内心的情感。

（4）不纠结，避免焦虑。不要过多纠结于为什么会发生妊娠期糖尿病的问题，做好监测和管理，调整生活方式，尽可能保障自己和宝宝的安全。

（5）治疗原发疾病：积极接受医生的保健、运动、饮食、药物指导，定期孕检，积极治疗糖尿病，控制好病情，把血糖稳定在正常范围内。

为了宝宝的健康成长，妈妈要少生气哟！

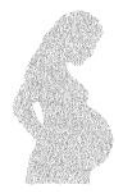

4. 运动对于妊娠期糖尿病的重要意义是什么？

对于糖尿病的管理治疗，现在都提倡“五驾马车”原则。所谓五驾马车是指糖尿病的管理治疗不是单一的治疗，而是综合管理。这五驾马车包括:饮食控制、运动管理、药物治疗、教育和自我监测管理。“运动”作为“五驾马车”之一，发挥着重要作用。

（1）运动可以帮助提高胰岛素敏感性，促进血糖的利用。运动可以增加我们机体的增量消耗，减少脂类在体内的堆积以及对骨骼肌细胞、肝细胞、胰腺细胞的毒性作用，增强骨骼肌细胞摄取葡萄糖及胰腺分泌胰岛素的能力。部分妊娠期糖尿病的患者通过合理的运动和饮食控制就能把血糖控制在合理的范围内。

（2）孕期运动可以帮助糖妈妈妈妈控制体重。运动过程中机体不断地消耗能量，有利于体重减轻。

（3）孕期运动可以提高糖妈妈身体的耐力与协调性。通过运动可以使骨骼肌、盆底肌及会阴、肛门的肌肉得到有效的锻炼。一些伸展和柔韧性练习，有助于促进关节的灵活性。这对于减轻孕妇可能经历的关节疼痛和不适有积极的影响。

（4）孕期适度的有氧运动，可以促进肠道蠕动，加快食物在肠道中的通过速度，减少粪便在肠道中停留的时间，从而减轻便秘的症状。

但是，在进行任何运动计划之前，孕妈妈应该咨询医生的建议。医生可以评估孕妇的个体情况，确保运动计划是安全和合适的。一般而言，轻度至适度的有氧运动，通常是安全的选择。此外，合理的饮食也是妊娠期糖尿病管理的关键组成部分。

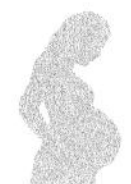

5. 哪些糖妈妈不宜做运动？

虽然大多数糖妈妈都可以进行合适的运动，但是有些情况下运动可能给孕妇带来危害。因此，我们应该区别对待，根据孕妇的情况，具体问题具体分析。糖妈妈存在以下情况时应该禁止进行运动锻炼：

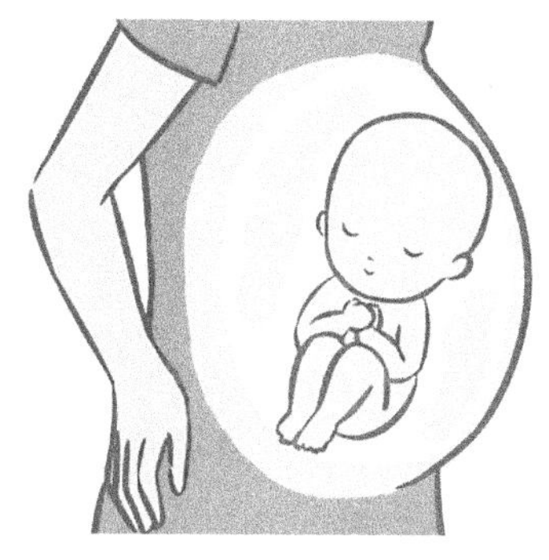

图 5–1 糖妈妈血糖过低时不宜运动

（1）明显的低血糖或者血糖波动很大（见图 5–1），当血糖低于 4.0 mmol /L 时不建议运动，待血糖稳定后再运动。

（2）血糖明显升高尤其出现尿酮体阳性的患者，暂时不宜运动，应待血糖稳定后再运动。

（3）合并其他未控制的高血压、严重心功能不全、急性感染的患者，应该咨询医生，待病情允许再运动。

（4）以下情况不宜或应避免频繁的运动：①多胎妊娠；②胎儿生长受限；③持续反复的阴道流血；④胎膜早破或宫缩频繁；⑤先兆早产；⑥宫颈环扎术后，宫颈管较短，宫缩反复出血；⑦前置胎盘；⑧反复流产及早产史；⑨未经控制的甲状腺功能亢进。

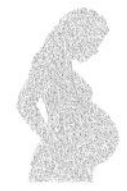

6. 妊娠期糖尿病的运动禁忌是什么？

并不是所有的孕妇都适合运动。美国妇产科医师学会的专家提出以下意见：

（1）绝对禁忌：有血流动力学改变的心脏病、限制性肺疾病、宫颈环扎术后、有早产史、妊娠中晚期持续性出血、妊娠 26 周后的前置胎盘、早产胎膜早破、妊娠期高血压疾病或者产前子痫。

（2）相对禁忌：严重贫血、未经评估的心律不齐、慢性支气管炎、1 型糖尿病、严重甚至是病态的肥胖、极低体重（BMI $< 12\,kg/m^2$）、久坐缺乏运动者、胎儿生长受限、难以控制的高血压、癫病或甲状腺功能亢进症、形体缺陷、大量吸烟者。

（3）需要中止运动的信号：阴道出血、呼吸困难、眩晕、头痛、胸痛、乏力、腓肠肌疼痛或肿胀（需要排除血栓性静脉炎）、子宫收缩、胎动减少、羊水流出。

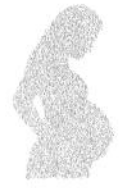

7. 糖妈妈运动的注意事项有哪些？

对于糖妈妈来说，合理的运动是非常重要的，但在进行运动时需要注意一些事项，以确保安全和有效。以下是糖妈妈进行运动时需要考虑的一些建议和注意事项：

（1）专业人员指导：在开始或改变运动计划之前，一定要咨询医生的建议。医生可以评估孕妇的健康状况，提供个体化的运动建议，并确保选择的运动对她们的妊娠期糖尿病管理是安全的。

（2）选择适度的运动：适度的有氧运动，对糖妈妈通常是安全的选择。避免剧烈和高风险的活动。

（3）定期监测血糖：在运动前、中和后定期监测血糖水平，以确保它们在安全范围内。运动可能影响血糖水平，因此对于糖妈妈来说，密切关注血糖变化是至关重要的。

（4）避免过度劳累：适当的休息对于维持身体平衡和避免低血糖反应很重要。

（5）另外需要注意的是，糖妈妈不应在空腹时运动。运动和空腹都可以增加胰岛素的分泌，随着空腹和运动时间的延长，血糖水平降低，对胎儿可能产生不良影响。

总体而言，糖妈妈在进行运动时需要综合考虑自己的健康状况，密切关注身体的反应，并在医生的指导下制订个性化的运动计划。通过合理的运动，糖妈妈可以改善血糖控制、增强心血管健康，并提高整体健康水平，促进母婴健康。

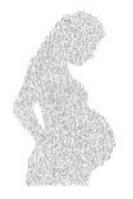

8. 糖妈妈选择什么时间做运动？

糖妈妈一般餐后 30 分钟开始运动，持续 10 ～ 30 分钟，可以先从低时长开始，逐渐增加锻炼的时间。运动前后记得监测胎动、血糖的情况。孕前坚持运动的女性应继续保持。

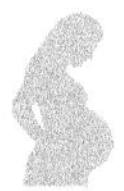

9. 糖妈妈可以运动多久？

孕早期的孕妇的体内环境变化较大，胚胎发育不成熟，过于剧烈和长时间的运动可导致流产率的上升，此时应适当减少运动时间，降低运动强度。

建议孕中后期逐渐增加运动强度。美国妇产科医师学会提出，孕期运动对于无产科并发症孕妇是安全的，健康孕妇应每周至少进行 150 分钟有氧运动。

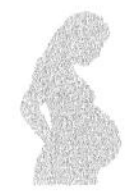

10. 妊娠期可以做什么形式的运动?

妊娠期运动不当会对孕妇和胎儿造成危险，所以需要考虑妊娠期的运动的形式。美国妇产科医师学会在大量研究的基础上，建议孕妇可以采取以下运动形式：

（1）步行：步行对所有孕妇都适合（见图 5–2）。

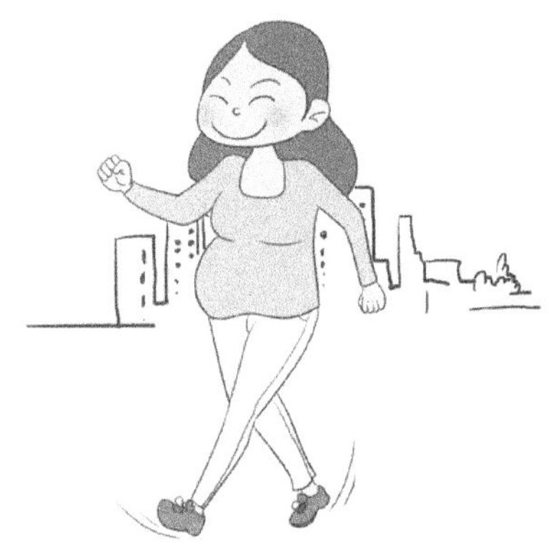

图 5–2　孕妈妈可适当步行

（2）游泳：游泳是一项很好的运动，因为可以使很多肌肉参与活动。

（3）骑固定自行车：是较好的有氧运动形式之一。

（4）体操：可以加强心肺功能。另外，如果妊娠前有长跑的习惯，妊娠期依然可以跑步，但需要调整强度。需要注意的是，有些运动不适合在妊娠期开展，如滑水、骑马、滑雪、潜水、各种有碰撞性的运动（如曲棍球、篮球、足球）等。

在运动过程中应密切关注自身的身体状况，出现不适及时终止，并求助于专业医疗机构。

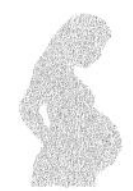

11. 糖妈妈孕期运动对环境有什么要求？

糖妈妈在孕期进行运动时，确实需要考虑一些环境要求，以确保安全和有效。以下是一些糖妈妈孕期运动的环境要求：

（1）安全环境：选择进行运动的地方应该是安全的，没有明显的危险因素。避免在交通繁忙或不安全的区域进行户外运动，确保运动场所有足够的照明。

（2）温度控制：确保运动环境的温度适宜。过度寒冷或过热的环境可能对孕妇和胎儿的健康造成影响。选择合适的季节和时间，避免在极端天气条件下进行运动。

（3）良好的通风：在进行室内运动时，确保有足够的通风。良好的空气流通有助于防止热量过度积聚，并提供清新的空气。

（4）适当的鞋子：穿着适当的、支持性好的运动鞋是非常重要的，对于孕妇的足部健康有益。合适的鞋子有助于减轻关节的负担，提供足够的支持。

（5）水源：确保运动场所附近有足够的水源，以保证孕妇能够及时补充水分。水分的充足摄入对于维持体温和防止脱水是至关重要的。

（6）便利设施：如果在室内健身房进行运动，确保有便利的卫生设施，方便孕妇在需要时使用。这可以提高运动的舒适度。

（7）医疗支持：在进行孕期运动之前，建议糖妈妈咨询医生的建议。在有需要时，确保运动场所附近有紧急医疗设施，以便及时处理任何紧急情况。

糖妈妈在选择和进行孕期运动时应该根据个体情况、医生的建议以及所在环境的特点来调整运动计划。一般建议在路面平整、绿化良好、人流及车流少的地方进行运动，确保所选的运动和运动环境都对母婴的健康安全有益。

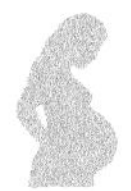

12. 运动中出现了低血糖如何自救？

（1）有心悸、出汗、饥饿感、软弱无力、紧张、面色苍白、心率加快、四肢冰冷等低血糖反应时立即监测血糖。

（2）当血糖≤ 3.9 mmol/L 时，立即进食含糖食物，快速增加机体血糖水平，解除脑细胞缺糖症状。可以随身携带糖果。

（3）15 分钟后复测血糖，若不能复测血糖或仍有低血糖症状，再次摄入含糖食物，如果血糖仍然很低或感到不舒服，请到医院就诊。如果在两餐间或加餐前发生低血糖，马上进食，或再加一餐缓解目前的低血糖。严格遵循食谱，不要错过或推迟每顿饭。

（4）如果孕妇频繁出现低血糖，请及时求助于专业的医疗机构。

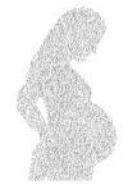

13. 孕期体重应该控制在什么水平？

建议各位孕妈妈从怀孕开始每天监测体重。孕育健康宝宝，体重管理非常重要，整个孕期一般增重 15 ～ 20 kg 比较理想，本身过瘦或过胖的孕妈妈适当增减。尤其注意孕早期不能增重过快，要知道，怀孕前三个月，整个胚胎的重量还不到 500 g，妈妈们长的每一斤肉都结结实实补在了自己身上，产后恢复也会更加麻烦。

2021 年中国营养学会颁布了孕期体重管理标准《中国妇女妊娠期体重监测与评价》（T/CNSS 009-2021）。它参照中国成人 BMI 标准，分别规定了在不同妊娠前 BMI 情况下，单胎妊娠妇女体重总增长值范围、妊娠早期体重增长值、妊娠中晚期每周体重增长值及范围（见表 5-1）。

表 5-1　妊娠期妇女妊娠期早期体重增长范围和妊娠中晚期体重增长值及范围

妊娠前 BMI 分类（kg/m²）	总增长值范围（kg）	妊娠早期增长值（kg）	妊娠中晚期增长值及范围（kg）
低体重 BMI ＜ 18.5	11.0 ～ 16.0	0 ～ 2.0	0.46（0.37 ～ 0.56）
正常体重 18.5 ≤ BMI ＜ 24	8.0 ～ 14.0	0 ～ 2.0	0.37（0.26 ～ 0.48）
超重 24 ≤ BMI ＜ 28	7.0 ～ 11.0	0 ～ 2.0	0.30（0.22 ～ 0.37）
肥胖 BMI ≥ 28	5.0 ～ 9.0	0 ～ 2.0	0.22（0.15 ～ 0.30）

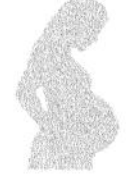

14. 如何测量体重？

（1）使用相同的称重器：尽量在同一台称重器上进行测量，以确保结果的一致性。不同的称重器可能存在微小的差异。

（2）在相同的时间进行测量：最好在早晨空腹状态下测量，早上因为前一天的消耗及排泄，体重会达到最低值，这有助于排除食物和液体的影响，使测量结果更为准确。

（3）穿着相似的衣物：如果可能的话，每次测量时穿着相似的轻薄衣物，这样可以减少由于穿着不同衣物而引起的误差。

（4）双脚平放在称重器上，身体直立。这有助于减少测量误差。

（5）记录测量数据：为了更好地监控体重变化，建议定期记录测量数据。这可以帮助你追踪趋势并做出相应的饮食调整。

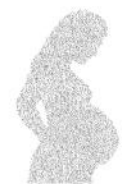

15. 双胎妊娠体重增长范围是单胎的一倍吗？

双胎妊娠是指一次孕育两个胎儿，增长的部分包括胎儿、孕妇体内血容量、脂肪增加、乳房及子宫增大和胎儿附属物羊水、胎盘的重量，胎儿只占增加体重的一部分。双胎妊娠体重增长并不是简单的单胎 ×2 这么简单，整个孕期一般增重 16 ～ 20 kg，大概仅仅比单胎重 5 kg。双胎妊娠以 2019 年美国医学研究所（IOM）制定的标准为参考（见表 5–2）。

表 5–2　多胎妊娠孕妇体重增长的标准

孕前 BMI 分类（kg/m^2）	孕期总体重增长范围（kg）
BMI ＜ 18.5	暂无推荐范围，可按正常体重者进行体重监测
18.5 ≤ BMI ＜ 24	17 ～ 25
24 ≤ BMI ＜ 28	14 ～ 23
BMI ≥ 28	11 ～ 29

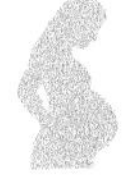

16. 糖妈妈体重管理需要关注哪些问题?

对于糖妈妈，体重管理尤为重要，因为过重或不适当的体重增加可能会增加孕妇和胎儿的健康风险。以下是糖妈妈体重管理需要关注的一些要点：

（1）个体化的体重目标：孕妈妈的体重目标应该根据她们在怀孕前的体重情况而定，根据《中国妇女妊娠期体重监测与评价》推荐的数值范围增长。

（2）定期监测体重：孕妈妈应该定期监测体重，以确保体重增长在医生建议的范围内。孕早期体重变化不大，可每月测量 1 次，孕中晚期应至少每周测量 1 次。

（3）饮食控制：通过合理的饮食控制，特别是控制碳水化合物的摄入，有助于稳定血糖水平。建议孕妇采用均衡的饮食，摄入食物应多含蔬菜、水果、全谷物、蛋白质。

（4）合理的运动：适度的体力活动对于维持健康的体重和血糖水平非常重要。医生通常会建议进行适当的运动，如散步、游泳或瑜伽，但具体的活动水平应该根据个体的情况而定。

（5）定期监测血糖水平：孕妈妈需要密切监测血糖水平，按医生的建议进行血糖监测。这有助于确保血糖在安全范围内，并根据需要调整饮食和进行药物治疗。

（6）医疗专业人员的指导：孕妇应该与医疗团队密切合作，包括产科医生、内分泌学家和营养师。定期的产前检查和咨询对于确保母婴健康非常关键。

总体而言，妊娠期糖尿病的孕妈妈需要通过合理的饮食、适度的运动和密切监测血糖水平来管理体重，以确保母婴的健康。这些方面的具体建议应该根据个体情况和医生的建议而定。

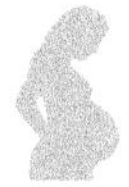

17. 胎儿生长受限的孕妇体重管理有哪些要求？

胎儿生长受限是指胎儿在子宫内无法达到正常预期的生长标准。在妊娠期糖尿病的情况下，胎儿生长受限的风险可能增加，因此对于这类孕妇的体重管理，需要更加谨慎。以下是一些建议：

（1）密切监测胎儿生长：孕妇患有妊娠期糖尿病时，医生通常会定期进行超声检查，以监测胎儿的生长情况。这有助于及早发现任何胎儿生长受限的迹象。

（2）定期血糖监测：对于糖妈妈，保持稳定的血糖水平尤为重要。通过定期的血糖监测，可以确保血糖在安全范围内，从而降低胎儿生长受限的风险。

（3）饮食管理：孕妇需要遵循医生或营养师的建议，采用均衡的饮食，确保供应给胎儿足够的营养。这可能包括摄入适量的蛋白质、维生素、矿物质和其他必需营养素。

（4）适度的体力活动：适度的体力活动对于维持健康的体重和促进血糖控制非常重要。然而，活动水平应该在医生的指导下，并根据个体情况进行调整。

（5）定期产前检查：孕妇需要进行定期的产前检查，以确保孕期的健康状况。这包括监测血压、体重、血糖和其他相关指标。

（6）医生的建议和治疗：孕妇应该密切遵循医生的建议，包括遵循药物治疗计划（如果有的话）以及接受任何必要的治疗来维持血糖水平和促进胎儿的正常生长。

总体而言，对于糖妈妈，特别是存在胎儿生长受限风险的情况下，体重管理需要更加细致和个体化。密切的医疗监督和合理的生活方式管理对于确保母婴健康至关重要。

18. 体重增长过快对孕妈妈有哪些影响？

（1）血糖控制困难：快速的体重增长可能导致血糖水平的波动，使糖尿病的血糖控制更为困难。这可能需要更频繁的血糖监测、调整饮食和药物管理。

（2）高血压和其他并发症的风险增加：过快的体重增长可能增加妊娠期高血压、高脂血症、心血管病变等，产后患 2 型糖尿病及代谢性疾病的风险也会增加。

（3）脂肪组织过度沉积在胎儿肩胛区使得肩难产风险增加，而肩难产是导致器械助产率、剖宫产率等上升的因素之一。

因此，对于患有糖尿病的孕妇，维持适当的体重增长是非常重要的。医生通常会根据孕妇的个体状况，制定合适的体重控制目标，并提供相关的饮食和运动建议。

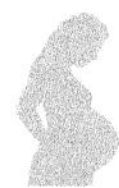

19. 体重增长过快对胎儿有哪些影响？

（1）妊娠期体重过快增长可能导致新生儿体重过大，巨大儿的风险增加。临床上把体重＞4000 g 的宝宝定义为巨大儿。孕期体重增长超过 18 kg，巨大儿的发生率将超过 10%。

（2）巨大儿可能会造成生产不顺利，产程延长，易造成宝宝缺氧，甚至是发生颅内出血。医生可能需要借助医疗器械助产，或者增加顺产转剖宫产的风险。同时，宝宝成年后出现超重、肥胖、心脏病、糖尿病的概率也会高于普通人。

（3）体重增长过快容易使妈妈发生妊娠期高血压。妈妈血压过高容易导致全身小动脉痉挛，在一定程度上影响胎儿血供，导致胎儿发育迟缓。

（4）新生儿低血糖的风险增加。

因此，对于孕妇来说，应警惕过快的体重增长。

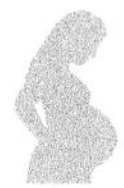

20. 糖妈妈如何预防早产？

早产是指妊娠满 28 周但不足 37 周出生的分娩者，此时娩出的新生儿称早产儿，早产是每个妈妈自怀孕起就比较担心的问题。据世界卫生组织的报告，全球平均早产率约为 10%，即每 10 个新生宝宝就有一个是早产儿。总的来说，早产儿各器官功能发育尚不完全，出生孕周越小，体重越轻，预后越差。但是，早产就像一场无法预知的风暴，作为糖妈妈，我们如何留住“着急搬家”的小宝贝呢？

（1）定期检查：规范的产前检查帮助产检医生及时了解母亲及宝宝的健康状况。若宝妈有早产史、出现早产体征或者症状，则在孕期就需要增加检测频率。这有助于及早发现和处理任何潜在的并发症。

（2）保持健康均衡的饮食习惯：通过合理的饮食控制来管理妊娠期糖尿病，避免高血糖水平对胎儿和母体的不良影响。请遵循医生或营养师的饮食建议，确保获得足够的营养，同时避免过多的糖分和碳水化合物。注意均衡饮食，戒烟戒酒。

（3）及时处理并发症：如果出现任何并发症，如高血压或其他健康问题，应及时得到专业医生的治疗和管理。

（4）遵循医生的建议：与医生密切合作，按照他们的建议和治疗计划执行。

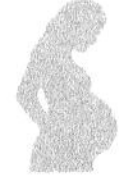

21. 为什么糖尿病妈妈要监测血糖？

血糖监测是糖尿病病情监测的重要环节，因为它有助于控制血糖水平，降低对母亲和胎儿的潜在风险。血糖波动大，尤其是低血糖的反复发作，会增加心血管疾病的发生率和死亡率。通过定期监测血糖，糖妈妈可以及时了解病情变化，影响病情的因素及血糖控制情况。

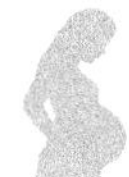

22. 如何科学使用血糖仪测指尖血糖?

测量血糖其实是一项非常严谨的工作，尤其是采血，如果在这个过程中我们对细节把握不当，会导致血糖测量值出现偏差（见图 5-3）。

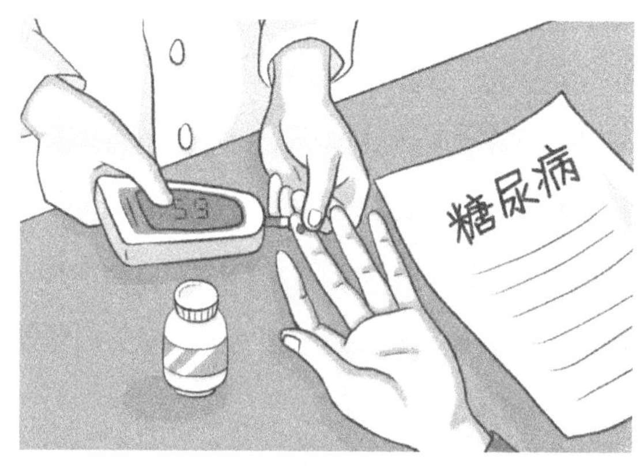

图 5-3 血糖仪测指尖血糖

（1）手指选择：首选无名指末端，无名指的血液含量是最丰富的，采集方便。此外，无名指是五个手指中活动量最少的，采血伤口不易感染。

（2）具体部位：采血部位是手指的两侧。手指两侧不但血运丰富，神经分布少，疼痛不明显，而且不容易与物体接触，不容易感染。采血部位要轮换，避免长期在一个部位采血。

（3）采用 75% 酒精消毒，消毒后待局部皮肤干燥后再采血，否则残留的消毒液会影响血糖结果。

（4）采血时采血手指所在手臂下垂，利用重力使手指充血，进针深度为 2～3mm。过深会使出血量过多，过浅则血量不足。

（5）挤血时要注意不要太用力或者过分按摩手指，两者都会使血糖值不准确。

（6）如果一滴血不够用就需滴第二滴血，要更换试纸重新测量。

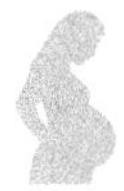

23. 血糖维持在什么范围内是正常的?

人体内有一套十分精密的血糖调节系统，这套系统以激素调节为主，以神经调节为辅。一天之中，血糖的浓度不是一成不变的。一般规律为餐前血糖偏低，而餐后血糖偏高。但无论是餐前还是餐后，正常人的血糖浓度都保持在一定的范围内。

（1）空腹血糖：是指至少隔夜空腹 8 小时后监测的血糖，对饮水没有要求。监测空腹血糖可以帮助了解基础胰岛素分泌情况以及前一天晚间用药是否控制血糖到次日早晨。空腹血糖主要用于监测血糖水平很高或者有低血糖风险时。糖妈妈应该控制在 3.3 ～ 5.3 mmol /L，孕前糖尿病孕妇应该控制在 3.3 ～ 5.6 mmol /L。

（2）餐后 2 小时血糖：是指从吃第一口饭开始计时，直到 2 小时整测得的血糖值。监测餐后 2 小时血糖可以了解进食后胰岛素的分泌情况以及药物和运动的治疗效果。对于空腹血糖和餐前血糖已经控制得比较理想但糖化血红蛋白仍不能达标的患者，可以通过检测餐后 2 小时血糖来指导针对产后高血糖的治疗。糖妈妈应该控制在≤ 6.7 mmol /L，孕前糖尿病孕妇应该控制在 5.6 ～ 7.1 mmol /L。

（3）睡前血糖：主要是为了指导夜间加餐、用药，以免夜间发生低血糖。睡前血糖监测主要是适用于注射胰岛素的患者，特别是晚餐前注射胰岛素的患者。

（4）夜间血糖：夜间血糖，是一天人体血糖的低谷，一般是凌晨 2 ～ 3 时测，主要用于及时发现夜间低血糖，同时有助于鉴别清晨高血糖的原因。孕期夜间血糖正常值不低于 3.3 mmol /L。

（5）糖化血红蛋白：反映孕妇在抽血前 2 ～ 3 个月的平均血糖水平，不受短期饮食、运动等生活方式变化的影响，可作为评估糖尿病长期控制情况的良好指标（见表 5-3）。应用胰岛素治疗的糖尿病孕妇，推荐每 2 个月检测一次糖化血红蛋白。糖妈妈糖化血红蛋白＜ 5.5％，孕前糖尿病孕妇糖化血红蛋白＜ 6.0％。

表 5-3　糖化血红蛋白与平均血糖水平的关系

糖化血红蛋白（%）	平均血糖水平	
	毫摩尔 / 升（mmol/L）	毫克 / 分升（mg/dL）
6	7.0	126
7	8.6	154
8	10.2	183
9	11.8	212
10	13.4	240
11	14.9	269
12	16.5	298

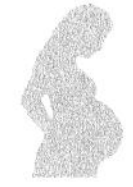

24. 血糖监测的注意事项是什么？

我们自己在监测血糖的时候并不是简单地扎一针取一滴血就行了，血糖监测其实也有它的“规矩”：

（1）空腹血糖监测要求空腹至少 8 小时以后，监测时间不能太晚，最好早上 8 点前进行。监测时间太晚不能准确反映空腹血糖水平。

（2）监测血糖时保持放松的状态，过度紧张会使血糖升高。

（3）血糖仪每天要使用校正液校正参数。

（4）情绪不佳、睡眠障碍、感冒、测空腹血糖前一晚暴饮暴食，都可能使空腹血糖值偏高。

（5）血糖仪存放需要合适的温度湿度。温度要求为 10 ℃～ 40 ℃，湿度要求为 20％～ 80％。仪器不能放在有较强磁场的地方。

（6）每张试纸只用一次，试纸应该干燥、避光、密封保存。

（7）采血针只能使用一次，一经使用，针尖不再锋利，而且反复使用容易使得细菌繁殖。

25. 孕妈妈如何准确记录监测的数据？

我们可以做一个表格记录血糖数据，包括日期、早餐后 2 小时、午餐后 2 小时、晚餐后 2 小时、空腹血糖，有无用药、用药种类及剂量等，去医院就诊时带上血糖记录的数据，便于医生分析和找出血糖不稳定的因素。

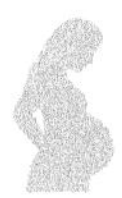

26. 什么是胰岛素？

胰岛素是由胰脏内的胰岛 β 细胞受内源性或外源性物质如葡萄糖、乳糖、核糖、精氨酸、胰高血糖素等的刺激而分泌的一种蛋白质激素。胰岛素是机体内唯一降低血糖的激素，同时促进糖原、脂肪、蛋白质的合成。如果体内缺乏胰岛素或胰岛素作用不足（胰岛素抵抗），就会导致糖尿病的发生，这时可能就需要补充外源性胰岛素来治疗糖尿病。

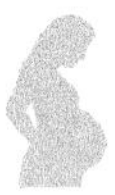

27. 妊娠期糖尿病如何治疗？

治疗目标是防止血糖过高，血糖过高时的治疗如下：

（1）改变饮食：通常可通过改变饮食习惯来管理血糖。因为每名孕妈妈都有一些差异，所以没有哪种饮食适合所有人。可以通过糖尿病一日门诊获得专业的饮食推荐，一般需要避免甜品、含糖饮料和高脂肪食物；选择由全谷类制成的面包、意大利面和米饭。

（2）锻炼：每日锻炼有助于控制血糖和体重，即使轻度锻炼也有助于健康。若已开始锻炼，通常可以继续，或许还能增加身体活动。若尚未锻炼但想要开始，请询问医护人员可安全进行哪类活动。

（3）用药：某些孕妈妈还需要注射胰岛素或使用其他降糖药。

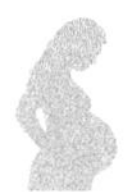

28. 胰岛素可分为哪些种类？

（1）按药物来源分为动物胰岛素、重组人胰岛素和人胰岛素类似物。

（2）按药物作用起效的特点分为超短效胰岛素类似物、短效胰岛素、中效胰岛素、长效胰岛素（包括长效胰岛素类似物）、预混胰岛素（包括预混胰岛素类似物）。

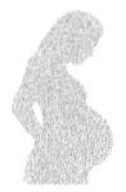

29. 妊娠期糖尿病都必须使用胰岛素进行治疗吗？

胰岛素是治疗妊娠期糖尿病的首选药物。对于不能达标的糖妈妈首先推荐使用胰岛素控制血糖。

（1）妊娠期糖尿病经饮食治疗 3 ～ 5 天后，测定 24 小时的末梢血糖，包括夜间血糖、三餐前 30 分钟及三餐后 2 小时血糖及尿酮体。如果空腹或餐前血糖＞ 5.3 mmol/L，或餐后 2 小时血糖＞ 6.7 mmol/L，或调整饮食后出现饥饿性酮症增加，热量摄入后血糖又超标者，应及时加用胰岛素治疗。

（2）对于糖尿病合并妊娠孕妇，绝大多数人于妊娠期间均需要应用胰岛素。如果孕前服用口服降糖药，应在计划妊娠前停用口服降糖药并开始使用胰岛素治疗使血糖达标后再怀孕。

高血糖对胎儿的损害无时无刻不在进行当中，对妊娠期糖尿病血糖的控制刻不容缓，这和对普通糖尿病友的控制方案是完全不一样的。因此妊娠期糖尿病应用胰岛素不能等、不能拖。尽早控制，尽快达标，才能改善妊娠结局，使母婴均获益。

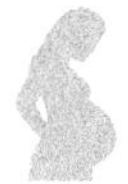

30. 哪些胰岛素可以用于控制糖妈妈的血糖?

经国家市场监督管理总局批准，可用于糖妈妈的胰岛素有（见表 5–4、图 5–4）：

（1）超短效胰岛素类似物（门冬胰岛素：诺和锐），主要用于控制餐后高血糖，不易发生低血糖。

（2）短效胰岛素（常规胰岛素）。

（3）中效胰岛素。

（4）长效胰岛素类似物（地特胰岛素：诺和平），主要用于控制夜间血糖和餐前血糖。

表 5–4 可用于孕妇的胰岛素

胰岛素制剂	起效时间	作用达峰值时间	有效作用时间	适用控制症状
超短效胰岛素类似物（门冬胰岛素：诺和锐）	10 ～ 20 分钟	30 ～ 90 分钟	3 ～ 4 小时	餐后血糖
短效胰岛素	30 ～ 60 分钟	2 ～ 3 小时	3 ～ 6 小时	餐后血糖
中效胰岛素	2 ～ 4 小时	6 ～ 10 小时	10 ～ 16 小时	空腹血糖
长效人胰岛素类似物（地特胰岛素：诺和平）	1 ～ 3 小时	12 ～ 16 小时	24 小时	夜间血糖和餐前血糖

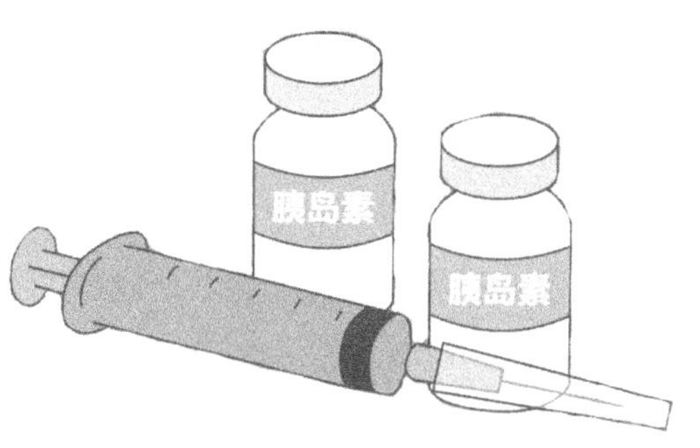

图 5-4 胰岛素制剂

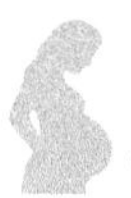

31. 哪些孕妇需要使用胰岛素进行治疗？

如果需要应用胰岛素，这只是意味着身体对自身释放的胰岛素不敏感，需要外源性胰岛素来帮助调整血糖水平。正常生理情况下，到妊娠中晚期，孕妇体内拮抗胰岛素样物质增加，使孕妇对胰岛素的敏感性随孕周增加而下降。为维持正常糖代谢水平，胰岛素需求量必须相应增加，那对于本身就有胰岛素分泌受限或肥胖、或孕前就有胰岛素抵抗的孕妇，更需要外源性胰岛素来帮助维持正常的血糖水平。

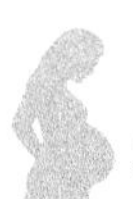

32. 糖妈妈如何启用不同类型的胰岛素治疗？

参第五章第 30 问。

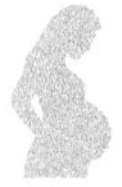

33. 使用胰岛素对宝宝和妈妈有害吗？

很多糖妈妈都很抗拒使用胰岛素进行治疗，担心胰岛素会对宝宝有损害。其实，我们皮下注射的胰岛素不会通过胎盘进入胎儿体内，那就意味着即使是使用大量的胰岛素也不会伤害胎儿，所以可以放心地应用胰岛素来控制血糖了。此外，合理地使用胰岛素的同时应遵医嘱规律地监测血糖，保证孕妈妈的血糖控制在正常范围，可使胎儿免受高血糖危害，是对胎儿的一种保护，孕妈妈大可放心使用。

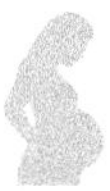

34. 妊娠期糖尿病女性宜多久就诊一次？

妊娠期糖尿病女性需要比其他孕妇更频繁就诊，具体频率取决于每次就诊时的情况以及是否使用胰岛素。

就诊时，医护人员会检查胎儿的情况、询问饮食情况、检查血糖是否处于合适水平、调整胰岛素或其他药物的剂量（若使用药物）。

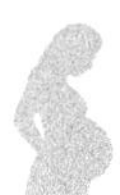

35. 胰岛素注射剂一天使用多少次为宜？

视情况而定。医生会与患者共同制订治疗方案，并告知何时使用、使用什么类型、使用多大剂量。

一些患者每日在相同时间使用相同剂量的胰岛素，一日 1 ～ 2 次；但许多患者需每日使用≥ 3 次，通常是在每餐前使用。后一种方式的血糖控制效果更好。

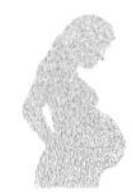

36. 如何判断胰岛素用量是否正确?

患者可自测血糖水平以判断胰岛素用量是否正确。大多数医生推荐随餐使用胰岛素的患者一日至少查 4 次血糖水平。

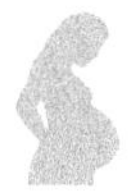

37. 血糖水平检测有何作用?

血糖检测很重要，它可说明：

（1)血糖水平是否过低或过高——胰岛素使用过量时血糖水平会偏低，胰岛素使用不足时血糖水平会过高，两者均可导致严重后果，应向医护人员咨询应对措施。

（2）注射下一剂胰岛素时应做何调整——可根据血糖水平调整下一次的剂量。

（3）疗效如何——糖尿病治疗的目标之一是将血糖保持在目标水平或其附近，以防日后引发健康问题。

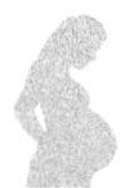

38. 如何注射胰岛素?

（1）注射部位：胰岛素注射部位包括腹壁、大腿、手臂或臀部。胰岛素的吸收速度在腹壁最快，大腿和臀部最慢，手臂居中（见图 5–5）。这些差异有临床价值：①餐前给药的普通胰岛素应迅速吸收，因此可能优选腹壁注射；②速效胰岛素如果被注射到进行锻炼的肢体，则其吸收会因活动肢体的血流增加而增加；③晚餐前给药的中效胰岛素应缓慢吸收以确保药效持续整晚，所以适合选择大腿或臀部注射。

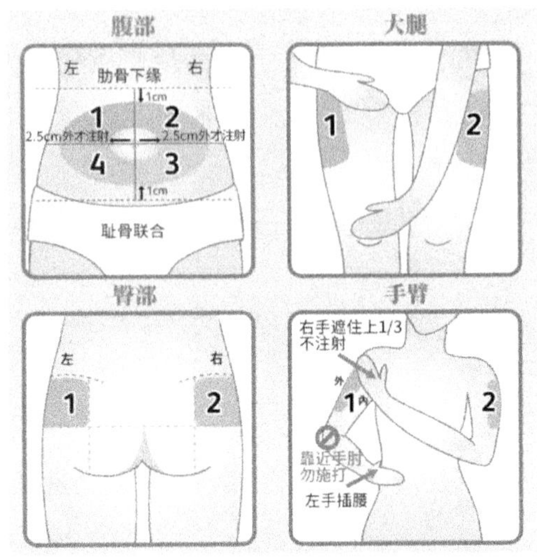

图 5–5 胰岛素建议注射部位

对于长效基础胰岛素类似物甘精胰岛素和德谷胰岛素的吸收，注射部位没有显著影响。

（2）每个部位注射一周，轮流注射。

（3）注射位置。腹部注射点以脐为圆心，距离肚脐 5 cm 以上，每次注射不要在同一位置，新旧注射点最好距离 2.5 cm 以上。要注意的是，越靠近腰部两侧，皮下组织的厚度也越薄，要当心胰岛素注射到肌肉组织（见图 5–6）。

（4）注射方法。用酒精棉签或棉球消毒注射点皮肤后捏起皮肤，捏皮的正确手法是用拇指、食指和中指提起皮肤。不要整只手来捏起皮肤，捏起的组织较多，这有可能将肌肉和皮下组织一同捏起，导致将胰岛素注射于肌肉组织，针要垂直扎入（见图 5–7）。

（5）请注意，切勿与他人共用笔式注射器，即使更换针头也不行。

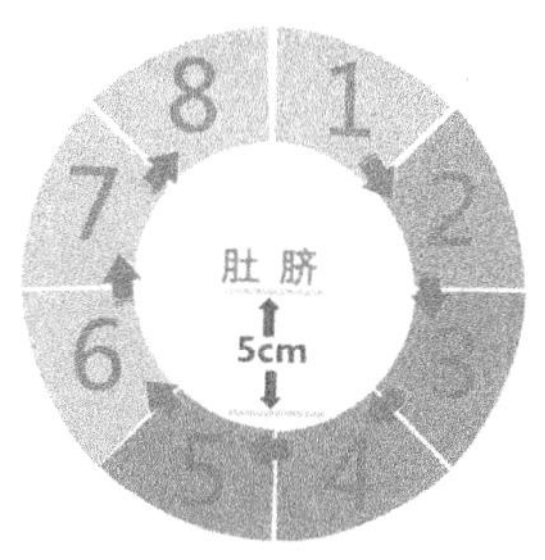

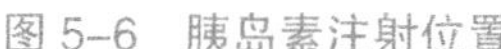
图 5-6 胰岛素注射位置

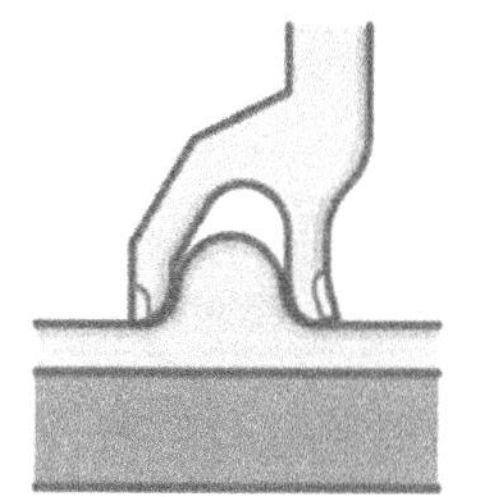

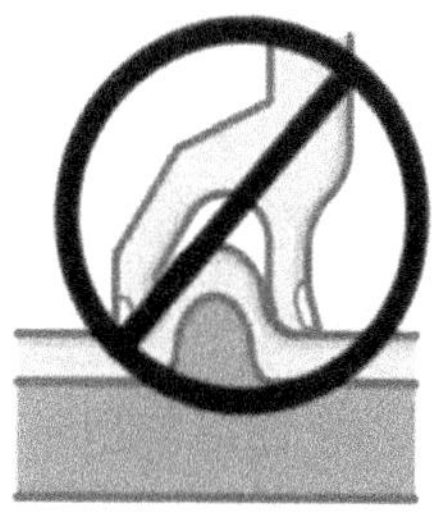

图 5-7 正确和错误的捏皮方法

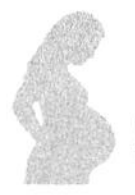

39. 如何保存胰岛素？

胰岛素是一种精细的蛋白质分子，其稳定性易受各种因素的影响，如温度、光照情况和震动等。因此，孕妈妈们一定要熟知胰岛素的保存方法，时刻关注可能缩短胰岛素有效期或者降低胰岛素药效的因素。

（1）在低于 0 ℃的条件下，胰岛素的活性会遭到破坏。而一旦温度超过 25 ℃，胰岛素的活性则会降低。因此，保存胰岛素时，应特别注意温度条件。没开封的胰岛素应储藏在 2 ～ 8 ℃的环境中，可放在冰箱冷藏室中保存，但不要放在紧贴冰箱壁处，切记不要放在（-18 ℃）的地方冷冻。

（2）已经开封的胰岛素可以在室温（不超过 25 ℃）环境下保存，在 28 天内使用是没有问题的，胰岛素开封不要超过 28 天。但随着存放时间的延长，药物效价呈下降趋势。已经装在胰岛素笔中使用的胰岛素尽量不要放在冰箱冷藏室中保存，因为这样会对笔有一定的影响。

另外，胰岛素还要避免冷冻和阳光直射，并防止反复振荡。孕妈妈们在抽取胰岛素之前，要先观察药液是否存在结晶、絮状物或者颜色变化等异常现象，确保用药安全。

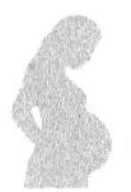

40. 打了胰岛素血糖还是降不下来，怎么办？

胰岛素是公认的降低血糖的药物，如果打了胰岛素血糖还是降不下来，我们就该思考究竟是什么原因导致血糖控制不理想。

（1）注射部位不对：胰岛素注射部位要经常轮换，如果长时间固定在一个部位注射容易使皮肤发生硬结或脂肪萎缩，影响胰岛素的吸收，导致控糖效果不佳，这时候我们需要经常轮换注射部位。

（2）胰岛素剂量不对：胰岛素剂量过低会导致高血糖。但是胰岛素用量过大，或者是过度饥饿而引起短暂性低血糖，随后血糖也会出现反跳性增高，这种反应实际上是人体对血糖平衡的一种自我调节。这时候我们就要咨询医生，及时调整胰岛素用量。

（3）注射时间不对：在合适的时间注射合适的剂量才能使胰岛素药效高峰与机体血糖高峰同步，从而使胰岛素发挥最佳的效果。速效胰岛素需要餐前即刻注射，短效胰岛素在餐前半小时注射。

（4）饮食控制不当：有些孕妈妈不注意，打了胰岛素就无节制地随意吃。其实，饮食控制是基础，不论何时都不能放松警惕。

41. 进餐前忘记打胰岛素了怎么补救？

定时、定量、规律用药是保证血糖良好控制的基本要求。即便是偶尔一次漏服药物，都有可能引起血糖的显著波动或短期内居高不下，若是经常忘记按时服药，后果就更严重了。因此，要尽量避免漏服、漏注射药物。而且一旦出现这种情况，则要采取及时、安全的补救方式。

不同规格的胰岛素，其起效时间以及作用维持时间均不相同，如果用的是超短效胰岛素（如诺和锐）或短效胰岛素（如诺和灵），餐前忘打了，可于餐后立即补救，对疗效影响不大。对于早、晚餐前注射预混胰岛素（如诺和灵30R）或预混胰岛素类似物（如诺和锐30）的患者，如果早餐前忘记打胰岛素了，可于餐后立即补打，其间要注意监测血糖，必要时中间加餐。必要时咨询内分泌科医生。

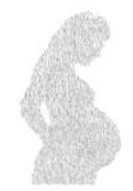

42. 如何预防胰岛素注射低血糖?

低血糖是胰岛素治疗过程中最常见的副作用。在妊娠中晚期，应用胰岛素治疗的糖尿病孕妇，进食过少或者能量消耗过多若没有及时调整胰岛素用量，容易发生低血糖。低血糖的发生与胰岛素用量过大、注射后没及时进餐或吃得太少、运动量增加但没及时加餐等因素有关。轻度低血糖会引起心慌、出汗、头晕、手抖、瘫软无力;重度会导致意识恍惚、精神错乱、行为怪异、昏迷。孕妇低血糖也会导致胎儿能量来源受损，脑部神经系统发育受到影响。我们该如何预防呢?

（1）不要长时间空腹，采取少食多餐制减轻早孕反应。

（2）使用胰岛素治疗的糖妈妈要严密监测血糖，按饮食计划进餐，根据血糖调整胰岛素用量。

（3）按照计划规律进餐，不可暴饮暴食或者盲目增减主食量。当消耗过大时应该在医生指导下增加食物或减少胰岛素的注射剂量。

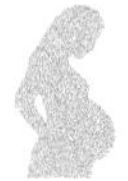

43. 胰岛素治疗期间如何进行血糖监测？

中华医学会糖尿病学分会对糖化血红蛋白未达标（或治疗开始时）的血糖监测建议是≥5次/天，对糖化血红蛋白已达标的血糖监测建议是2～4次/天。国际糖尿病联盟对糖化血红蛋白未达标（或治疗开始时）的血糖监测建议是每周3天，5～7次/天，对糖化血红蛋白已达标的血糖监测建议是每周3天，2次/天（见表5–5）。对糖妈妈血糖监测的建议见表5–5。

表 5–5 对糖妈妈血糖监测的建议

监测对象	监测频率和时间适用范围
新诊断的高血糖 血糖控制不佳者 血糖不稳定者	7次/天，三餐前、三餐后2小时血糖和夜间血糖
应用胰岛素且血糖稳定者	每周至少进行一次血糖轮廓试验
不需要用胰岛素且血糖稳定者	在随诊时每周至少监测1次全体血糖小轮廓
应用胰岛素者（需调整剂量）	3短1中：7次/天，三餐前、三餐后2小时和夜间血糖
	预混：5～7次/天，空腹、晚餐前和三餐后2小时血糖或同上

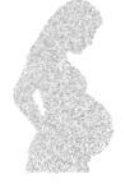

44. 使用胰岛素会产生依赖性吗？

提到注射胰岛素，很多糖妈妈都会很抵触，觉得胰岛素一旦用上了就会“上瘾”，会产生依赖性，拒绝使用。妊娠后，胎盘激素的升糖作用、进食后的血糖峰值高于非妊娠期容易发生糖代谢异常。分娩后胰岛素的需求量会减少，应注意监测血糖，减少胰岛素的用量。多数糖妈妈产后血糖恢复正常，分娩后即可停止使用胰岛素。

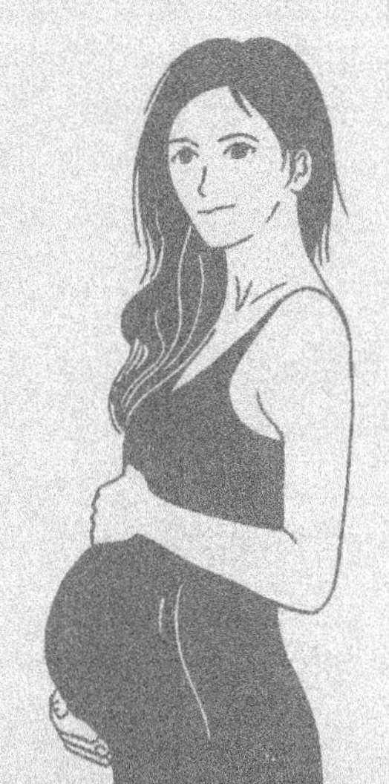

第六章

糖妈妈的营养与膳食

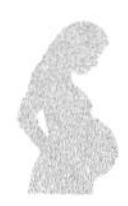

1. 妊娠期糖尿病饮食的基本原则有哪些？

（1）合理控制总热量

对于糖妈妈，妊娠初期不需要特别增加热量，妊娠中、后期每天每公斤体重按25～35 kcal计算调整饮食即可。孕期控糖的关键是保持血糖稳定。由于血糖水平在进餐前后波动最大，避免进餐前血糖过低，进餐后血糖过高的办法就是少量多餐。《中国孕妇和乳母膳食指南（2022）》建议从孕中期开始，孕妇可以每天增加200 kcal能量摄入。

（2）尽量保持血糖曲线平稳

正常人饥饿时血糖处于低值，每一次进食后，血糖都会升高，此时胰腺便会分泌胰岛素以降低血糖。由于糖尿病患者体内胰岛素不足或对胰岛素不敏感，餐前餐后血糖波动就更大，这对糖尿病是很不利的，怎样才能避免呢？

①少吃多餐，同样的分量，分次吃完会比一次吃完的效果好。

②多选用含膳食纤维的食物，因为膳食纤维可以减慢食物的吸收，延

缓血糖的升高，同时又能降低胆固醇，通利大便。富含膳食纤维的食物有：糙米、红米、蔬菜、麦片、麦麸、豆类等。

（3）避免吃甜食和油脂

禁用食物有：白糖、红糖、葡萄糖及糖制甜食，如糖果、糕点、果酱、蜜饯、冰激凌、甜饮料等。另外，含碳水化合物较多的土豆、山药、藕、蒜苗、胡萝卜等宜少吃或食用后减少相应的主食量。富含饱和脂肪酸的猪油、牛油、羊油、奶油、黄油等少吃，最好不吃。可用植物油代替部分动物油，花生、核桃、芝麻、瓜子中含脂肪也相当多，尽量不吃或少吃或食后相应减少油类摄入。

（4）注意事项

①糖尿病患者的主食一般以米、面为主，最好选择粗杂粮，如燕麦、麦片、荞麦面等，因为这些食物中有较多的无机盐、维生素，又富含膳食纤维，膳食纤维具有降低血糖作用，对控制血糖有利。

②糖尿病患者的蛋白质来源，以大豆及其豆制品为宜，一方面，其所含蛋白质量多质好；另一方面，其不含胆固醇，具有降脂作用，故可代替部分动物性食品，如肉类等。但是孕期及哺乳期必须保证宝宝的生长发育，所以必须适当增加瘦肉、鱼、虾等动物性蛋白。

③糖尿病患者在控制热量期间，仍感饥饿时，可食用含糖少的蔬菜，用水煮后加一些作料拌着吃。由于蔬菜所含膳食纤维多、水分多，供热能低、具有饱腹作用，是糖尿病患者必不可少的食物。

④蛋黄和动物内脏如肝、脑、腰等含胆固醇高，应尽量少食用或不食用。

⑤水果中含葡萄糖、果糖，能使血糖升高，故在血糖、尿糖控制相对稳定、空腹血糖 < 5.3 mmol/L 或餐后 2 小时血糖 < 6.7 mmol/L 时，可在两餐或临睡前食用，但也要减少相应主食。

⑥糖尿病患者的饮食除控制总热量外，还应做到食品多样化，但因为限制糖、盐，菜肴味道较单一。糖尿病饮食原则上不加糖，不用糖醋、红烧等烹调方法。

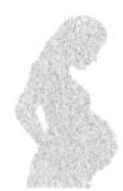

2. 如何选择更健康的碳水化合物？

主食富含碳水化合物，是影响餐后血糖的核心因素，不同碳水化合物其膳食纤维、维生素、矿物质及血糖生成指数不同。糖尿病孕妇应了解各主食类食物的特点，选择低血糖生成指数的食物，合理搭配碳水化合物，适当摄入膳食纤维，延长胃排空时间，延缓葡萄糖的吸收，有利于血糖的平稳。

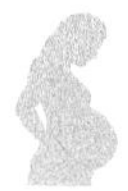

3. 糖妈妈孕期饮食有何特点？

（1）碳水化合物：推荐摄入比重占总能量的 50% ～ 60%，每日碳水化合物不低于 150g，以保证胎儿大脑获得足够的血糖供给，以及避免发生酮症。碳水化合物主要来自谷类及其产品、水果和蔬菜。控制碳水化合物的摄入量是血糖控制达标的关键。

（2）蛋白质：蛋白质不仅仅是维持子宫和胎盘正常发育的重要营养物质，对胎儿的正常发育也非常重要。孕期应适当增加蛋白质的摄入，推荐摄入比重占总能量 15% ～ 20%，其中动物性蛋白至少占 1/3，每日摄入量应在 100g 左右，尤其是动物蛋白，富含动物蛋白的食物包括禽类、畜类和鱼虾类、蛋类、奶类以及豆类。

（3）脂肪：脂肪的摄入量不能超过总热量的30%，脂肪的来源主要有烹调用油、肉类、坚果类、全脂牛奶以及一些加工食品如巧克力、黄油、人造奶油、快餐炸品等。烹调用油以植物油为主，少吃油炸、油煎、油酥及肉皮、肥肉等食物。

（4）维生素：妊娠期孕妈妈对维生素D、叶酸的需求量会增加，糖妈妈应该多吃一些含叶酸较多且对血糖影响小的食物，如绿叶青菜、豆类、动物肝脏、富含维生素D的牛奶。

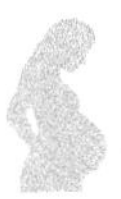

4. 妊娠期合理膳食的要求有哪些？

早孕期如果早孕反应不明显，可以继续维持孕前的平衡膳食；早孕反应严重，明显影响进食者，可少吃多餐，应保证每天摄入至少含130g碳水化合物的食物，而不必强调规律进餐和平衡膳食。中孕期开始，应适当增加膳食的摄入量，尤其是富含优质蛋白质、钙、铁、碳等营养素的食物。孕中、晚期每天奶的摄入量应增至500g，孕中期鱼、禽畜及蛋类合计摄入量增至150～200g，孕晚期增至175～225g；建议每周食用1～2次动物血或肝脏、2～3次海产品。

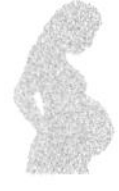

5. 什么是平衡膳食模式？

平衡膳食模式是根据营养科学原理、我国居民膳食营养素参考摄入量及科学研究成果而设计，指一段时间内，膳食组成中的食物种类和比例可以最大限度地满足不同年龄、不同能量水平的健康人群的营养和健康需求。

每天的膳食应包括谷薯类、蔬菜水果、畜禽鱼蛋奶和豆类食物，每天建议摄入的主要食物种类数见表 6-1。

一是坚持谷类为主的平衡膳食模式。每天摄入谷类食物 200 ～ 300g，其中包含全谷物和杂豆类 50 ～ 150g；薯类 50 ～ 100g。

二是保证食物的多样。食物多样指一日三餐膳食的食物种类全、品样多，是平衡膳食的基础。平均每天摄入 12 种以上食物，每周 25 种以上，合理搭配（见表 6-1）。

表 6-1　建议摄入的主要食物种类数（单位：种）

食物类别	平均每天摄入的种类数	每周至少摄入的种类数
谷类、薯类、杂豆类	3	5
蔬菜、水果	4	10
畜、禽、鱼、蛋	3	5
奶、大豆、坚果	2	5
合计	12	25

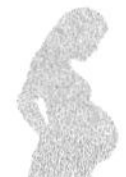

6. 孕妈妈如何保持均衡膳食？

首先让我们看看专业的对于食物营养的分类。说得绝对一点，能进口的东西，都是食物，包括饮用水以及各种各样的零食（见图 6-1）。通常把食物大致上分成八大类：

（1）第一大类——谷薯类

包括常见的米面及其制品（米粉、米线、面筋、凉皮）、薯类及其制品（红薯、土豆、山药、薯粉条等）、杂豆类及其制品（红豆、绿豆、黑豆、绿豆粉、黑豆浆等）。

（2）第二大类——蔬菜类

有叶菜类、根茎类、茄瓜类、菌藻类等。

（3）第三大类——水果类及其制品

仁果类（苹果、梨、海棠等）、核果类（桃、李子、杏、枣等）、浆果类（葡萄、柿子、桑葚、草莓等）、柑橘类（橙、芦柑、橘子等）、热带亚热带水果类（香蕉、菠萝、枇杷、桂圆等）、瓜果类（西瓜、白兰瓜、哈密瓜）以及各类果干。

（4）第四大类——鱼禽肉蛋类及其制品

水产品、禽类、畜类、蛋类，当然绝对不包含各种野生动物。

（5）第五大类——大豆（黄豆）类及豆制品

黄豆、豆腐、豆皮、鲜腐竹、豆浆等。

（6）第六大类——奶类及奶制品

鲜奶、纯奶、酸奶、奶粉、孕妇奶粉及各类配方奶、奶酪、奶豆腐等。

（7）第七大类——坚果、种子类

杏仁、腰果、核桃、松子、白果、花生、瓜子等。

（8）第八大类——油脂类

动物油脂、植物油，其中包括深加工制得的专用油脂如氢化油、起酥油、人造奶油等。

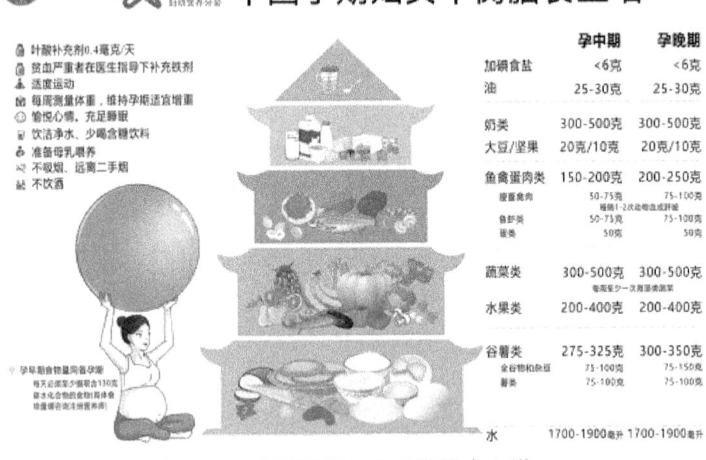

图 6-1 中国孕期妇女平衡膳食宝塔

科学家把食物基于它们的营养成分大致进行了分类，通常情况下同一类食物含有的营养素有更多的相近之处。掌握了食物的分类，再谈膳食均衡我们就很容易做到了。

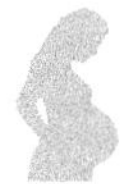

7. 孕期蔬果如何摄入？

在人的一生中，孕期是一个比较特殊而又非常重要的时期，是关联母子两代人共同生存的时期，是人生命早期 1000 天机遇窗口的起始阶段，母亲的生理状态及代谢都有较大的改变，以适应孕育胎儿的需要。营养作为最重要的环境因素，对母子双方的近期和远期健康都产生至关重要的影响。孕期胎儿的生长发育、母体乳腺和子宫等生殖器官的发育，以及为分娩后的乳汁分泌进行必要的营养储备等，都需要额外的营养。因此，孕期妇女膳食应在非孕妇女的基础上，根据胎儿生长速率及母体生理和代谢的变化进行适当的调整。蔬菜、水果作为平衡膳食的重要组成部分，含水量较多、能量低，是维生素、矿物质、膳食纤维和植物化合物的重要来源，孕期蔬果该怎么吃、吃多少、有何误区，深受人们的关注。

（1）孕期首先要保障正常人所需的蔬菜水果的摄入，做到餐餐有蔬菜，天天有水果，蔬果巧搭配，享受好美食。

（2）日常膳食要讲究荤素搭配，保障餐餐有蔬菜。新鲜蔬菜是营养宝库，含有丰富的维生素、矿物质、膳食纤维和植物化合物，是 β－胡萝卜素、维生素 C、叶酸、钙、镁、钾的良好来源。孕期每天蔬菜的摄入量最好在 400 克以上，其中至少有一半是深色蔬菜；蔬菜的品种至少达到 3 ～ 5 种，且要经常变换；蔬菜的选择尽量做到新鲜应季，放置时间要短，最好是当天吃当天买。

（3）水果可口好吃，给人带来愉悦。水果富含维生素 C、钾、镁和膳食纤维，还含有较多的糖，包括果糖、葡萄糖和蔗糖。孕期每天水果的摄入量最好达到 200 ～ 350 g，在选择上要注重多种多样，新鲜应季，随吃随买。

（4）蔬菜、水果品种很多，不同蔬果的营养价值各有千秋、相差很大。只有选择各种各样的蔬菜水果，相互搭配，才能做到食物多样，健康饮食，享受美食。

（5）孕期关键要根据孕妇的生理特点，及时调整、补充蔬菜水果的摄入。孕早期胎儿生长发育速度相对缓慢，所需营养与孕前无太大差别，蔬菜水果的摄入可略有增加，多注重食物的可口多样、易于消化。孕中期后，胎儿生长发育逐渐加速，母体生殖器官的发育也相应加快，对营养的需要增大，膳食摄入就要合理增加，蔬菜水果的摄入量也要相应增大。

（6）孕期易出现一些不适的生理现象和疾病，在饮食上要从预防和减轻相关病症着手。

叶酸：为预防神经管畸形和高同型半胱氨酸血症，孕期要多吃富含叶酸的蔬菜水果，如菠菜、小白菜、油菜、香菜、雪里蕻等深绿色蔬菜和橘子、草莓、樱桃、香蕉等新鲜水果。

铁和维生素 C：为预防早产、流产和缺铁性贫血，孕期要常吃含铁丰富的蔬菜水果，蔬菜如木耳、口蘑、水芹菜、油菜、蕨菜等，水果有樱桃、沙棘、酸枣、刺梨、草莓、芦柑等，另外适当吃些豌豆苗、花椰菜、芦笋、藕、西红柿、马铃薯、刺梨、大枣、猕猴桃、草莓、橙子、苹果等含维生素 C 丰富的蔬果，可以促进铁的吸收。

维生素 B 族：在孕早期部分孕妇会出现反胃、呕吐等早孕反应，严重者会引起酮血症或酮症酸中毒，继而影响胎儿神经系统的发育。饮食上，在选择富含碳水化合物的粮谷类食物的同时，多补充蔬菜水果，特别是富含维生素 B_1、B_2、B_6 和维生素 C 等的蔬果，如西红柿、马铃薯、山药、葡萄、苹果、柚子等，以缓解反应症状。

碘、钙：为保障胎儿的正常生长发育，孕期还要多补充含碘、钙等营养素丰富的蔬菜水果。海带、紫菜、芹菜、菠菜、小白菜等蔬菜和葡萄、橘子、菠萝、香蕉等水果中含有丰富的碘。富含钙的蔬菜有黄花菜、雪里蕻、油菜、龙豆、小白菜等，酸枣、沙棘、柠檬、柑橘等水果含有较高的钙。

均衡饮食、适当烹饪：孕期还要讲究合理烹饪，既要留住营养，又要享受美味。加热烹调或多或少会造成食物中营养素的破坏，在一定程度上降低蔬菜的营养价值。

蔬菜适合生吃的，可以作为“零食”和“茶点”，如西红柿、黄瓜、生菜等蔬菜可洗净后直接食用。蔬菜在烹饪时要做到先洗后切，开汤下菜，急火快炒，炒好即食。蔬菜清洗用流水冲洗，不要在水中长时间浸泡，洗后要尽快处理；煮菜待水开后再下锅，煮熟随即起锅；炒菜时急火快炒，缩短加热时间；炒好即食，连汤带菜，现吃现做，避免反复加热。这样，可最大限度地减少营养素的损失，尽量留住蔬菜中的营养。

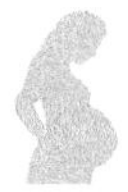

8. 孕期补充蔬菜水果要谨防哪些误区？

科学补充蔬菜水果，我们要谨防以下误区：

（1）水果代替蔬菜：水果方便、可口好吃，部分孕妇往往用水果代替蔬菜。其实，蔬菜品种远多于水果，且其维生素、矿物质、膳食纤维和植物化合物的含量高于水果，故水果不能代替蔬菜（见图 6-2）。

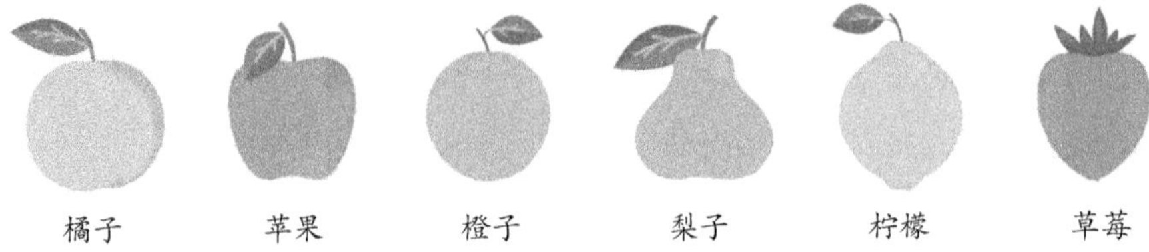

图 6-2 孕期可补充的常见水果

（2）蔬菜烹调过烂：一些蔬菜如芹菜、大白菜等质地口感较差，往往烹调加工时煮或炒得太过，大量营养素遭到破坏、流失，影响营养的摄入。

（3）过量食用加工食品：还有一些孕妇孕吐严重，往往想通过吃大量的话梅、果脯等零食来缓解症状，殊不知，这样并不能缓解孕吐，长期大量食用，反而可能损害肠胃功能。

9. 如何科学饮食，有助于维持血糖稳定？

进餐规律、定时定量有助于维持血糖稳定。规律进餐是指一日三餐及加餐的时间相对固定，定时定量进餐，可避免过度饥饿导致当餐的进食过量。不随意进食零食、饮料，不过多聚餐。不论在家或在外就餐，根据个人的生理条件和身体活动量，应该饮食有节、科学配制，进行标准化、定量的营养配餐，合理计划餐次和能量分配来安排全天膳食，吃饭宜细嚼慢咽，形成良好饮食习惯。

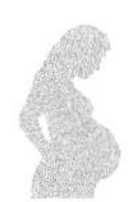

10. 为什么要提倡粗细搭配？

粗细是以谷物是否经过精细加工为分界的：谷物外层较硬，精细加工过程中处理得比较彻底，口感细腻，故称为“细粮”；反之，加工过程中保留了较硬的外层，称为“粗粮”。谷物外层含有丰富的膳食纤维、维生素，尤其是B族维生素和矿物质等，因此长期食用细粮可引起维生素、矿物质缺乏。且不同食物含的营养素不同，如粗粮中的绿豆、红豆、蚕豆等杂豆，含蛋白质较丰富，全谷物及薯类含膳食纤维比较丰富，粗细合理搭配可以起到营养素互补的作用，同时可以降低心血管疾病、高血压、肠道肿瘤、2型糖尿病的发病风险。

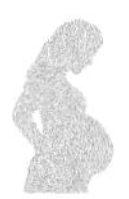

11. 既然膳食纤维对身体有益，可以只吃粗粮不吃细粮吗？

膳食纤维具有独特的功能，能刺激消化道分泌消化液，促进消化道运动，有利于食物的消化吸收和排便，调节肠道菌群并在肠道吸附胆汁酸，使血清胆固醇下降。粗粮中含有丰富的膳食纤维，适当摄入有利于血糖的控制，推荐每日摄入25～30克。但摄入过多，特别是突然在短期内由低纤维膳食转变为高纤维膳食，可能会引起一系列的消化道不耐受反应，如胃肠胀气、腹痛、腹泻等；还可影响钙、铁、锌等元素的吸收；降低蛋白质的消化吸收率。另外，由于粗粮往往口感偏差，因此顿顿吃粗粮也难以长期坚持。故选择主食应当强调粗细搭配。

12. 糖妈妈的烹饪有什么要求？

糖妈妈的饮食原则是少油少盐（油 20 ～ 30 g/ 天，盐 5 g/ 天），学会看调料品标签，识别“隐性盐”，如酱油、酱类、咸菜及高盐食品等。烹饪方式选择以用油少的方式，如：蒸、煮、炖、焖、熘、拌等，尽量少选油炸、煎炸等方式，避免油脂摄入过多。

13. 如何通过健康的饮食维持长期健康？

坚持以谷物为主的平衡膳食模式，一日三餐膳食的食物种类全、品样多，以小分量多几样为原则，按照一日三餐分配食物品种数，早餐至少摄入 3 ～ 5 种；午餐摄入 4 ～ 6 种；晚餐 4 ～ 5 种；加上零食 1 ～ 2 种，同类食物变换着吃，避免食物品种单调。食物合理搭配，如粗细搭配、荤素搭配及蔬菜深浅搭配。做到每餐都有谷类食物为主食，在外就餐时，不要忘了主食，全谷物、杂豆每天需吃一次，薯类如马铃薯和红薯，经蒸煮或烤后，可直接作为主食食用。

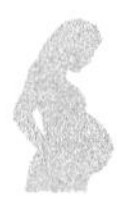

14. 糖妈妈应避免摄入什么食物？

糖妈妈应禁食高糖食物，如糖果、饮料、蛋糕、奶酪、蜜饯、甜点等；禁食高脂食物，如动物内脏、肥肉、猪皮、海鲜等；禁食高盐食物，如咸菜、酱菜、腊肉等。

此外，应避免摄入某些类型的鱼和所有含酒精的食物，限制咖啡因的摄入量，使用草药制品前应咨询医生。

（1）汞含量高的鱼类。不要食用汞含量可能较高的鱼类，包括鲨鱼、剑鱼、青花鱼、枪鱼和方头鱼（来自墨西哥湾）。汞是一种可阻碍胎儿脑部正常发育的物质。

（2）酒精。应完全禁酒，即使少量饮酒也可能伤害孩子。

（3）咖啡因。应限制咖啡因摄入量，每日饮用咖啡不应超过 2 杯。茶和可乐也含有咖啡因，但没有咖啡那么多。

（4）含糖饮料。不喝或限制含糖量高的饮料，如苏打水和运动饮料，它们在任何时候都不利于孕妈妈的健康。

（5）草药制品。使用草药制品前请先咨询医护人员。一些草药茶可能并不安全。

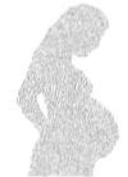

15. 什么是食物交换份法？各类食品的产能营养素有哪些？

食物交换份是指将食物按照来源、性质分成几类，同类食物在一定重量内所含的蛋白质、脂肪、碳水化合物和能量相近，不同类食物间所提供的能量也是相同的。食物交换份法是将食品分成四组：①含碳水化合物较丰富的谷薯类食物；②含维生素、矿物质和膳食纤维丰富的蔬菜、水果类；③含丰富优质蛋白质的肉、鱼、乳、蛋、豆及豆制品类；④含能量丰富的油脂、坚果类食物。各类食品中每一种食物交换份中所含三大产能营养素的量，详见表 6-2。各类食物交换份额举例（谷薯类、蔬菜类、肉蛋类、大豆类、奶类、水果类、油脂类），参见表 6-3 ～表 6-9。

表 6-2　常见食物交换份中的产能营养素

类别	食品类别	每份质量（g）	能量（kcal）	蛋白质（g）	脂肪（g）	碳水化合物（g）	主要营养素
谷薯类	谷薯类	25	90	2.0	–	20.0	碳水化合物、膳食纤维
蔬果类	蔬果类	500	90	5.0	–	17.0	矿物质、维生素、膳食纤维
	水果类	200	90	1.0	–	21.0	
肉蛋类	大豆类	25	90	9.0	4.0	4.0	蛋白质
	奶类	160	90	5.0	5.0	6.0	
	肉蛋类	50	90	9.0	6.0	–	
油脂类	坚果类	15	90	4.0	7.0	2.0	脂肪
	油脂类	10	90	–	10.0	–	

注：1. 食品交换份分为四大组（八小类），表中列出了有关名称和三大产能营养素。

2. 资料来源于北京协和医院。

表 6-3　谷薯类食品的能量等值交换份

食品名称	质量（g）	食品名称	质量（g）
大米、小米、糯米、薏米	25	生面条、魔芋生面条	25
干粉条、干莲子	25	荞麦面、苦荞面	25
高粱米、玉米渣	25	马铃薯	100
油条、油饼、苏打饼干	25	各种挂面、龙须面	25
面粉、米粉、玉米面	25	湿粉皮	150
烧饼、烙饼、馒头	35	通心粉	25
混合面	25	鲜玉米（1 个，带棒芯）	200
咸面包、窝窝头	35	绿豆、红豆、芸豆、干豌豆	25
燕麦片、莜麦面	25		

注：每份谷薯类食品提供蛋白质 2 g，碳水化合物 20 g，能量 90 kcal。根茎类一律以净食部分计算。

表 6–4 蔬菜类食品的能量等值交换份

食品名称	质量（g）	食品名称	质量（g）
大白菜、卷心菜、菠菜、油菜	500	山药、荸荠、藕、凉薯	150
白萝卜、青椒、茭白、冬笋	400	芥蓝、瓢菜	500
韭菜、茴香、茼蒿	500	慈姑、芋头	100
倭瓜、南瓜、菜花	350	蕹菜、苋菜、龙须菜	500
芹菜、苤蓝、莴笋、油菜薹	500	毛豆、鲜豌豆	70
鲜豇豆、扁豆、洋葱、蒜苗	250	鲜豆芽、鲜蘑、水浸海带	500
胡萝卜	200	百合	50
黄瓜、茄子、丝瓜	500	西葫芦、番茄、冬瓜、苦瓜	500

注：每份蔬菜类食品提供蛋白质 5 g，碳水化合物 17 g，能量 90 kcal。每份蔬菜一律以净食部分计算。

表 6–5 肉蛋类食品的能量等值交换份

食品名称	质量（g）	食品名称	质量（g）
熟火腿、香肠	20	鸡蛋（1 大个带壳）	60
肥瘦猪肉	25	鸭蛋、松花蛋（1 大个带壳）	60
熟叉烧肉（无糖）午餐肉	35	鹌鹑蛋（6 个带壳）	60
熟酱牛肉、熟酱鸭、大肉肠	35	鸡蛋清	150
瘦猪、牛、羊肉	50	带鱼	80
带骨排骨	50	草鱼、鲤鱼、甲鱼、比目鱼	80
鸭肉、鸡肉	50	大黄鱼、鳝鱼、黑鲢、鲫鱼	80
鹅肉	50	对虾、青虾、鲜贝	80
兔肉	100	蟹肉、水浸鱿鱼	100
鸡蛋清	150	水浸海参	350

注：每份肉类食品提供蛋白质 9 g，脂肪 6 g，能量 376 kJ（90 kcal）。除蛋类为市品重量，其余一律为净食部分计算。

表 6–6 大豆类食品的能量等值交换份

食品名称	质量（g）	食品名称	质量（g）
腐竹	20	北豆腐	100
大豆	25	南豆腐（嫩豆腐）	150
大豆粉	25	豆浆（1：8）	400
油豆腐	30	豆腐丝、豆腐干	50

注：每份大豆及豆制品提供蛋白质 9 g，脂肪 4 g，碳水化合物 4 g，能量 90 kcal。

表 6-7　奶类食品的能量等值交换份

食品名称	质量（g）	食品名称	质量（g）
奶粉	20	牛奶	160
脱脂奶粉	25	羊奶	160
乳酪	25	无糖酸奶	130

注：每份奶类食品提供蛋白质 5 g，碳水化合物 6 g，能量 90 kcal。

表 6-8　水果类食品的能量等值交换份

食品名称	质量（g）	食品名称	质量（g）
柿子、香蕉、鲜荔枝	150	李子、杏	200
梨、桃、苹果	200	葡萄	200
橘子、橙子、柚子	200	草莓	300
猕猴桃	200	西瓜	500

注：每份水果提供蛋白质 1 g，碳水化合物 21 g，能量 90 kcal。每份水果一律以市品质量计算。

表 6-9　油脂类食品的能量等值交换份

食品名称	质量（g）	食品名称	质量（g）
花生油、香油（1 汤匙）	10	猪油	10
豆油（1 汤匙）	10	羊油	10
红花油（1 汤匙）	10	黄油	10
核桃	15	葵瓜籽（带壳）	25
杏仁	15	西瓜子（带壳）	40
花生米	15	牛油	10
玉米油、菜籽油（1 汤匙）	10		

注：每份油脂类食品提供脂肪 10g，能量 90kcal。

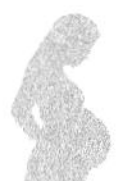

16. 血糖生成指数是什么？

不同食物进入胃肠道后的消化速度、吸收程度不同，因此即使吃等量碳水化合物的食物，对人体血糖水平的影响也不同。食物血糖生成指数（GI）是指含 50 g 碳水化合物的食物与相当量的葡萄糖在一定时间（一般为 2 个小时）体内血糖反应水平的百分比值，反映食物与葡萄糖相比升高血糖的速度和能力，是可衡量食物引起餐后血糖反应的有效指标。通常把葡萄糖的血糖生成指数定为 100。根据血糖生成指数，将食物分为高 GI 食物（GI > 70），中 GI 食物（55 < GI < 70），低 GI 食物（GI < 55），血糖生成指数受食物搭配、加工、烹调及膳食中所含蛋白质、脂肪和膳食纤维等影响。

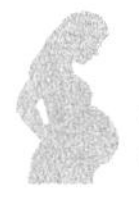

17. 常见食物的血糖生成指数是多少？

表 6–10　常见食物的血糖生成指数

食物名称	GI	食物名称	GI	食物名称	GI
大米饭	83	甘薯（红、煮）	77	菠萝	66
馒头（富强粉）	88	芋头（蒸）	48	香蕉（熟）	52
白面包	106	山药	51	猕猴桃	52
面包（全麦粉）	69	南瓜	75	柑橘	43
面条（小麦粉，湿）	82	藕粉	33	葡萄	43
烙饼	80	苏打饼干	72	梨	36
油条	75	酸奶	48	苹果	36
玉米	55	牛奶	28	鲜桃	28
玉米糁粥	52	胡萝卜	71	柚子	25
小米饭	71	扁豆	38	葡萄干	64
大麦粉	66	四季豆	27	樱桃	22
荞麦面条	59	绿豆	27	麦芽糖	105
燕麦麸	55	大豆（浸泡，煮）	18	葡萄糖	100
发芽糙米	54	花生	14	绵白糖	84
土豆（煮）	66	芹菜	15	果糖	23
马铃薯泥	73	西瓜	72	蜂蜜	73

注：资料来源于《中国食物成分表标准版（第 6 版第一册）》。

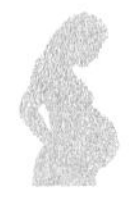

18. 低 GI 的食物是不是可以随意吃？食物的血糖负荷是什么？

血糖生成指数低的食物并不表示可以多吃，例如果糖虽然属于低 GI（23）食物，摄入过多，可能会引起腹泻和血清甘油三酯升高；而西瓜的 GI（72）虽较高，但碳水化合物含量较低，在摄入少量西瓜的情况下，对血糖水平的影响并不大，所以应综合考虑食物的血糖生成指数及摄入量。食物血糖负荷（GL）是用食物的 GL 值乘以每百克或每食用份中所含可利用碳水化合物的量，GL < 10 为低 GL 食物，10 ～ 20 为中 GL 食物，> 20 为高 GL 食物，食物的 GI 值是相对固定的，但 GL 值会随着食用量的变化而变化。GI 和 GL 的联合应用，有助于饮食血糖的管理，对指导糖尿病患者和肥胖人群的饮食具有重要的意义。

19. 为什么要计算食物血糖负荷？

血糖负荷既考虑了食物升糖指数，又考虑到食物所含碳水化合物总量对血糖的影响，真实反映了食物的血糖升糖效应。升糖指数体现了食物升糖的快慢，而血糖负荷则体现了食物摄入总量对血糖的影响。过多摄入低升糖指数的食物同样也会影响血糖。

此外，个体对同类食物的吸收利用同样存在差异，所以即使是同种食物同等量对每个人血糖的影响并不会是一样的，需结合自身血糖情况来计算适合自己的饮食量。建议可以请营养师一起讨论饮食计划，让饮食选择变得更为多元。

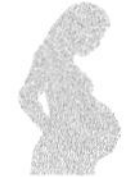

20. 各类食物如何交换份额?

（1）学会热量计算

糖尿病孕妇每日需能量 = 标准体重 ×（30 ～ 35）kcal/kg

标准体重（千克）= 身高（厘米）— 105

（举例：身高 160cm）需能量 =（160 —105）×（30 ～ 35）=1800 ～ 2100kcal

（2）学会食品交换法

糖妈妈们可以首先通过公式计算得出每日所需总热量。那么，怎样才能把计算好的热量变成每天要吃的食物呢?

目前最常用的是食品交换法，将我们平时常见的食物分成四大类八小类，这些类别的食物一定量确定为一份，每份食物所含热量大致相仿，都是约 90 kcal，每份同类食物间可以任意互换。每日所需的交换份 = 每日所需能量 ÷90。

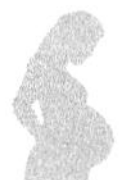

21. 如何看懂食物标签?

营养标签在包装食品的外包装上，其内容包括食品配料、净含量、适用人群和食用方法、营养成分表及相关的营养信息等。在选购食品时，要关注这些内容，便于比较和选择适合自己的食物。营养标签怎么看呢?

（1）看配料表：了解食品是由哪些原料制成的，根据“用料量递减”原则，配料（表）按配料用量高低依序列出食品原料、辅料、食品添加剂等。

（2）看营养成分表：营养成分表是预包装食品标签上采用三列表形式标示的营养成分含量表，说明每 100 g（或每 100 mL）食品提供的能量以及蛋白质、脂肪、饱和脂肪、碳水化合物、糖、钠等营养成分的含量值，及其占营养素参考值的百分比。

（3）利用营养声称选购食品：营养声称是对营养成分含量水平高或低、有或无的说明。即营养标签会根据食品中某营养素达到一定限制性条件，作出某营养素来源含有、高或富含、低含量、无或不含的含量声称，如无糖、低脂、高钙等，或与同类食品相比的优势特点，如减少了盐用量、增加了膳食纤维等。

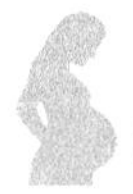

22. 糖妈妈孕期饮食有哪些特点？

（1）碳水化合物是饮食最重要的部分。

碳水化合物主要来自谷类、水果和蔬菜。通过消化，身体将碳水化合物分解成单糖，如葡萄糖，是身体主要的能量来源。每餐摄入的碳水化合物会直接影响血糖的水平，如果集中在一餐吃大量的碳水化合物，血糖会升高较多。因此，这就需要在营养师的指导下，找到碳水化合物摄入量和血糖控制之间的平衡。

每日的碳水化合物不低于 175 g，摄入不足也会引起一些问题，如饥饿性酮症，并可能会影响胎儿的正常发育。另外应避免食用含糖食物，如精制糖、甜点、饮料等，避免高糖对胰岛细胞的过度刺激，保持血糖在正常范围内。

（2）妊娠期蛋白质的摄入量一定要足。

蛋白质不仅仅是维持子宫和胎盘正常发育的重要营养物质，对胎儿的正常发育也非常重要。孕期应适当增加蛋白质的摄入，尤其是动物蛋白。富含动物蛋白的食物有：肉类（包括禽类、畜和鱼虾类）、蛋类、奶类以及豆类。为了减少摄入更多的脂肪使体重容易控制，请尽量选择瘦肉，如里脊肉、鸡胸肉、鱼虾。

（3）严格限制脂肪的摄入。

脂肪的来源主要有烹调用油、肉类、坚果类、全脂牛奶以及一些加工食品，如巧克力、黄油、人造奶油、快餐炸品等。糖妈妈限制烹调油的摄入。

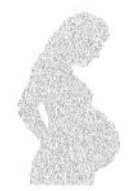

23. 糖妈妈一点都不能吃甜食吗?

对于糖妈妈来说，并不是一点糖都不能吃，适量最重要。对于所有糖尿病患者，糖都不是禁忌，吃任何东西的关键都是量，总量要控制在合理范围内。

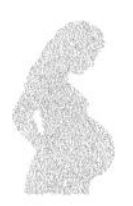

24. 无糖食品是不是不需要控制呢?

近年来，由于无糖食品的兴起，患糖尿病的妈妈们开始热衷于购买无糖食品作为零食。要了解无糖食品，需弄清三个问题：一是什么是无糖食品？二是无糖食品是否含糖？三是无糖食品究竟能不能降血糖?

按照相关标准，无糖食品是指不含蔗糖和葡萄糖、麦芽糖、果糖的甜味食品。因为糖进入人体后，会很快转化为能量，导致血糖升高，所以无糖食品应该是帮助糖尿病患者限制含糖食品的摄入。无糖饼干、无糖糕点等，它们只是没有放入蔗糖或葡萄糖等的饼干和糕点而已，做饼干和糕点的面粉经消化后，依然会分解成葡萄糖。所以，无糖食品只要含有碳水化合物、脂肪和蛋白质，就与普通食品一样，食用后都会转化为葡萄糖。

无糖食品中的甜味应是由木糖醇和其他甜味剂代替蔗糖生成的，因为这些甜味剂在体内不能被利用转化为葡萄糖和能量，糖尿病患者可以选择食用。但是，无糖食品不能起到降糖的作用，参见表 6–11。

表 6–11　无糖食品和普通主食热能及营养素的比较

品种	热能（kcal）	蛋白质（g）	脂肪（g）	碳水化合物（g）
100 g 无糖酥	725	11	51	56
100 g 无糖椒盐酥	462	9	29	42
100 g 普通蛋糕	352	10	4.7	67
100 g 大米	348	8	0.6	77
100 g 面粉	350	13	1.1	75
100 g 馒头（热）	208	62	1.2	43

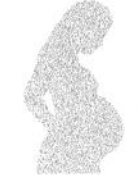

25. 糖妈妈不吃甜食，其他食物可以不受限制地吃吗？

不可以。糖妈妈需要控制总热量的摄入，营养师根据孕妇的年龄、体重、工作强度等计算好每日需要的总能量，膳食中利用食物交换份法或者称重法估算食物的摄入量，尽管不吃甜食或选择低升糖指数的食物，仍需控制食物总量，避免摄入热量过多。

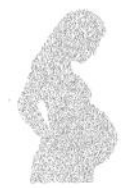

26. 糖妈妈可以吃人工甜味剂吗？

无营养的甜味剂——美国食品药品监督管理局认为普通公众（包括孕妇）可安全使用安赛蜜、爱德万甜、阿斯巴甜、纽甜、糖精、罗汉果提取物、纯度＞ 95％的甜菊糖苷及三氯蔗糖。糖精、安赛蜜和三氯蔗糖可穿过胎盘，而阿斯巴甜会在胃肠道中完全消化，不会穿过胎盘。

关于妊娠期摄入这些物质的短期和长期影响的临床研究有限，但没有资料表明孕妇食用阿斯巴甜、三氯蔗糖、糖精、安赛蜜或甜菊糖苷会使先天性异常风险超过一般人群的基线风险。有苯丙酮尿症的孕妇应避免食用阿斯巴甜，因为阿斯巴甜可在体内转化为苯丙氨酸。

在妊娠期可食用少量无营养性甜味剂，尤其是用于代替糖时，对于食用精制糖可能有害的糖妈妈。每日容许摄入量（acceptable daily intake，ADI）是指生活中每日可摄入且无明显健康风险的食品添加剂估计量。无营养性甜味剂的平均使用量通常低于该限值。例如，阿斯巴甜的ADI为50 mg/（kg・天）；糖精和三氯蔗糖的ADI为5 mg/（kg・天），安赛蜜的ADI为15 mg/（kg・天），甜菊糖苷的ADI为4 mg/（kg・天）。

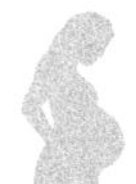

27. 谷物类食物包含什么？

常见的谷物类食物有面包、早餐麦片、燕麦片、玉米饼和意大利面。根据不同的研磨程度或加工过程，谷物制品可分为：

（1）精制谷物：如精白米、白面包、精制和加糖谷物，在加工过程中去除了麸皮和胚芽，也就去除了纤维、铁、B族维生素及其他营养素。经过加工，谷物的质感更精细，保质期更长。

（2）营养强化谷物是在精细谷物中重新加入铁和B族维生素，但一般不添加纤维。

（3）全谷物食品包括糙米、全麦面包、全麦谷物和燕麦片。这些食品是纤维及其他营养素的优质来源，也可视为低血糖指数的碳水化合物。

增加全谷物的摄入对健康有很多益处，包括改善体重管理、降低心血管和全因死亡率，以及降低冠状动脉性心脏病和癌症的发病率。

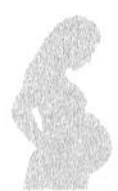

28. 糖妈妈基本的饮食原则和营养策略有哪些？

糖妈妈对饮食会有很多要求，大家平时了解的就是要少吃来控制血糖，到底该如何吃呢？

（1）控制碳水化合物摄入量：主食、水果、蔬菜等碳水化合物食物的摄入应该均衡，避免摄入过多的简单碳水化合物，如糖果、甜点等。选择高纤维、低血糖指数的碳水化合物，如全麦面包、糙米等。

（2）分餐多餐：分成多次少量进食，控制每餐的食物量，有助于稳定血糖水平。

（3）增加膳食纤维：膳食纤维有助于延缓碳水化合物的消化吸收，有利于控制血糖水平。建议摄入足够的水果、蔬菜、全谷类等富含膳食纤维的食物。

（4）限制饱和脂肪和胆固醇：选择低脂肪的食物，尽量减少油炸、煎炸等高脂肪食物的摄入。

（5）避免过度摄入盐分：过量的盐分摄入可能增加高血压的风险，因此应该限制盐分的摄入量。

（6）均衡膳食：确保摄入足够的蛋白质、维生素和矿物质，保持营养均衡。

（7）规律进食：固定的进食时间有助于稳定血糖水平，避免出现血糖波动。

（8）监控血糖水平：定期监测血糖水平，根据血糖情况调整饮食和运动计划。

（9）避免过度饥饿或饱食：过度饥饿或饱食都可能导致血糖波动，因此应该避免这种情况的发生。

糖妈妈的饮食原则应该由医生或营养师根据个体情况进行定制。及时的饮食调整和管理对于控制血糖水平、保障母婴健康非常重要。

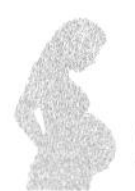

29. 碳水化合物的影响以及如何管理摄入量?

碳水化合物就是糖类，分为单糖、双糖、低聚糖和多糖四类。主要来自谷物食物（如米、面等）、根茎类的蔬菜（如土豆、红薯等）、乳类和水果等。可以供给能量，存在于组织细胞中，含量为2%～10%。糖妈妈一旦计算出热量需求，需确定碳水化合物摄入量，因为这是影响餐后血糖水平的主要营养物质。可通过控制碳水化合物的总摄入量、每顿正餐和零食的碳水化合物摄入量分配，以及摄入碳水化合物的类型来降低餐后高血糖。

推荐糖尿病孕妈妈的碳水摄入总量为总热量的50%～60%，不低于每日150g。想要正确开心地摄入碳水化合物，必须学会区分碳水化合物。如何区分“快碳水/慢碳水”？

“快碳水”是指“快速碳水化合物”，也就是我们平常吃的精致碳水化合物，精米白面等，它们吸收快，饿得也快，能使血糖快速提高，从而转化为脂肪，不利于糖尿病患者餐后血糖控制，也容易造成肥胖。

“慢碳水”是指没有经过加工或加工程度低的完整碳水化合物，又称高质量碳水化合物，也叫做复合碳水或者是复杂碳水。含有丰富膳食纤维的碳水食物，它们在体内消化滞留的时间长，饱腹感强，而且不容易导致血糖飙升。比如五谷类、薯类、杂豆类、莲藕、百合、南瓜等。

谷类为主是平衡膳食的基础，一日三餐都要摄入充足的谷类食物。该怎么选择碳水化合物?

（1）谷类为主，粗细搭配。虽然建议谷类为主，但并不意味着我们每餐都要吃白米饭或者面条那么单一，我们三餐的主食，完全可以挑不同种类的谷类，每天轮换着吃，营养更全面。而杂豆类（例如红小豆、芸豆、绿豆、豌豆、鹰嘴豆等）含碳水化合物的比重为50%～60%，含蛋白质的比重为20%左右。这些杂豆富含谷类蛋白缺乏的赖氨酸，跟大米、面类等混合吃，在蛋白质方面能起到互补作用，从而变成优质蛋白的组合（见图6-3）。

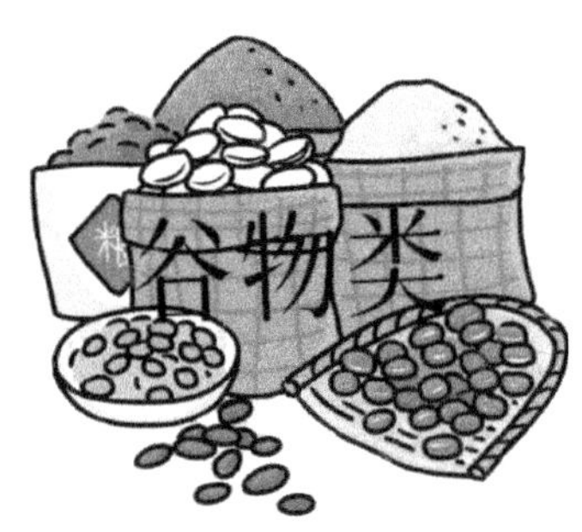

图6-3　谷物类食物

（2）少放油盐，清淡为佳。烹饪的时候，多选蒸煮，少选煎炸。像炒、煎、炸等烹饪方式，额外多加了盐、油、糖等调味料，变相增加了主食的热量和盐的摄入，容易让人变胖、水肿。

综上所述，要学会挑选优质的食物，优先选择优质碳水化合物，才是糖尿病患者和减重患者正确的饮食方式。

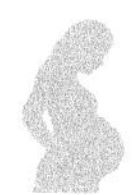

30. 糖妈妈可以多喝果汁吗？

水果里面含有纤维素、抗氧化物质等，如果对水果进行鲜榨，那么这些有益物质均会被破坏，而且水果榨成果汁后升糖指数增高（见图 6–4），市场上的果汁饮料添加了糖分和较多添加剂，更不建议孕妈妈们大量饮用。

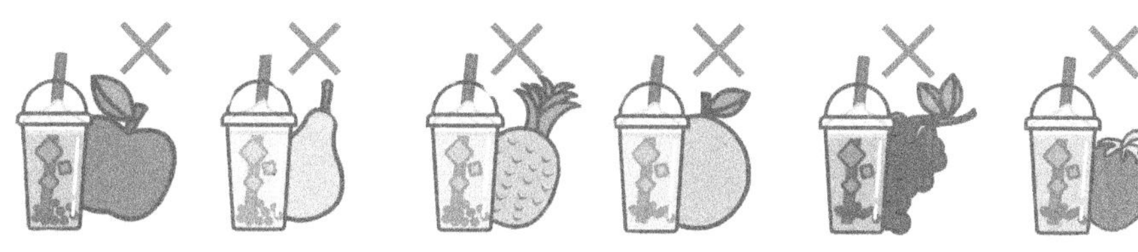

图 6–4　不建议孕妈妈们大量饮用果汁

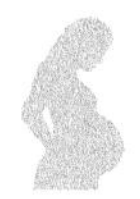

31. 糖妈妈是吃得越少越好吗？

少吃或不吃可能会引起低血糖、营养不良等，严重者甚至可能导致酮症酸中毒，危及母儿生命。糖妈妈的营养治疗必须要以满足母儿的营养需要为前提，能够为母儿提供足够的能量和营养素。科学的营养治疗方案应当是科学搭配食物、合理安排餐次、定时定量进餐，并辅以适当的运动，而绝非挨饿。

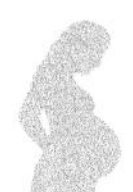

32. 听说主食吃多了血糖升得快，糖妈妈不吃主食可以吗？

当然是不行的，碳水化合物对孕妈妈来说是非常重要的。一方面，碳水化合物是孕妈妈一天饮食中提供能量的主要来源，如果碳水化合物过少、孕妈妈总能量不足，就会造成孕妈妈体重增长不足、胎儿偏小等营养不良的问题；另一方面，碳水化合物供能不足的时候身体会动用更多的脂肪供能，也就是说身体会分解自身的脂肪，脂肪分解的过程中会产生酮体，而酮体会造成流产、胎儿神经发育受损等严重危害。因此孕妈妈每天应摄入至少 150 g 碳水化合物，但糖妈妈吃主食要有所选择，升血糖指数很高的粥类和粉类不宜多吃，而混入杂粮制成的杂粮饭、杂粮面，糖妈妈是可以正常吃的。每个孕妈妈每天的主食量可以通过糖尿病专科门诊进行专业评估。

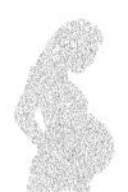

33. 多吃核桃、花生、松子等可以给胎儿补脑吗？

从营养学角度，坚果类食物确属营养丰富的食物，尤其是它含有较高量的单不饱和脂肪酸，对于心脑血管有益。但是人体对于脂肪酸的需要量有限，单纯炒菜用油已经可以满足需要，而这些坚果类食物同时含有极高的能量，如果超量食用将导致能量超过身体的需要量而影响血糖的控制。

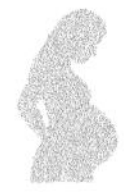

34. 糖妈妈加餐的时间应如何安排？

在糖妈妈的饮食治疗中，尤其是口服降糖药或注射胰岛素治疗的妈妈们，除三次正餐外，还应该有两到三次的加餐。加餐并非增加总热量，而是在维持原来热量的基础上增加餐次，加餐不加量。科学地加餐，一方面使餐后血糖的峰值不至于过高；另一方面能够有效地预防下一餐前或夜间出现低血糖。

加餐的时间最好相对固定，一般加餐的时间点应该选择在低血糖容易发生的时段之前，比如上午 9 ～ 10 点、下午 3 ～ 4 点和晚上睡前 1 小时。如果体力劳动增加，也可提前加餐。

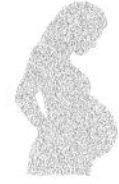

35. 糖妈妈加餐可以吃什么？

适合加餐的食物主要包括以下几大类：

（1）碳水化合物类：粗粮面包、杂豆类制品等。

（2）蛋白质类：注意优质蛋白质的摄入，选择低脂奶、脱脂奶及低糖奶制品。

（3）脂肪类：可以选择坚果，包括瓜子、花生、核桃、杏仁、腰果等。

（4）蔬菜类：西红柿、黄瓜等。

（5）水果类：青瓜、柚子、苹果、李子、桃子等。

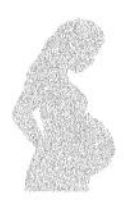

36. 糖妈妈不饿还需要加餐吗？

妊娠期糖尿病女性每天应该至少有 3 次中等量的正餐和 2 ～ 4 次加餐。加餐的目的是稳定血糖浓度，并减少胰腺负担。糖妈妈即使不饿，也需要加餐，目的是防止下一餐餐前血糖偏低，导致下一餐进餐时食物摄入量过多，出现血糖波动大，增加糖尿病并发症的发生风险。孕妇睡前也需要加餐，预防夜间发生低血糖和酮体。

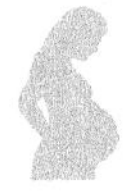

37. 糖妈妈睡前需要加餐吗？

糖妈妈每天至少有3次中等量的正餐和2～4次的加餐。即使无饥饿感，也需要定时加餐，以保证全天摄入的碳水化合物均衡分配，减少血糖波动。尤其是睡前加餐，如一杯牛奶、一份水果、几片饼干，保持血糖在夜间维持正常。

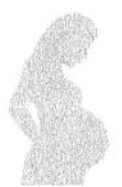

38. 糖妈妈如何吃蔬菜？

蔬菜是平衡膳食的重要组成部分。对于孕妈妈来说，要做到餐餐有蔬菜，保证每天摄入不少于300g的新鲜蔬菜，深色蔬菜应占1/2（见表6-12、图6-5）。

表6-12 常见蔬菜色彩

蔬菜种类	举例
深绿色蔬菜	菠菜、油菜、芹菜叶、空心菜、莴笋叶、韭菜、西兰花、茼蒿、萝卜缨、芥菜、西洋菜、猕猴桃等
橙黄色蔬菜	西红柿、胡萝卜、南瓜、柑橘、柚子、柿子、杧果、哈密瓜、彩椒、香蕉、红辣椒等
红紫黑色蔬菜	红或紫苋菜、紫甘蓝、红菜薹、干红枣、樱桃、西瓜、桑葚、醋栗等

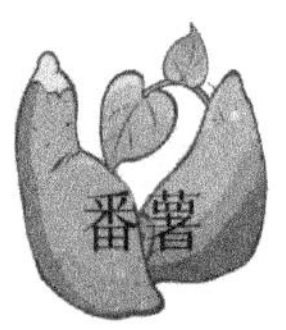

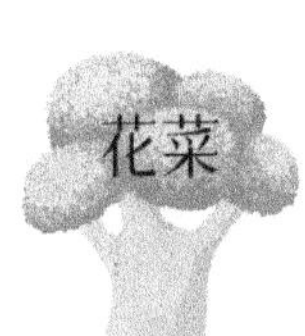

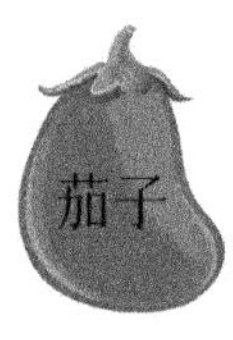

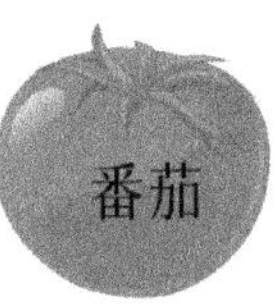

图6-5 糖妈妈可吃的常见蔬菜举例

（1）如何挑选蔬菜水果

①重“鲜”

新鲜应季的蔬菜水果，颜色鲜亮，如同鲜活有生命的植物一样，其水分含量高、营养丰富、味道清新;食用这样的新鲜蔬菜水果对人体健康益处多。

②选“色”

根据颜色深浅，蔬菜可分为深色蔬菜和浅色蔬菜。深色蔬菜指深绿色、红色、橘红色和紫红色蔬菜，具有营养优势，尤其是富含 β－胡萝卜素，是膳食维生素 A 的主要来源，应注意多选择。

③多“品”

挑选和购买蔬菜时要多变换，每天至少达到 3 ～ 5 种（见表 6–13）。夏天和秋天属水果最丰盛的季节，不同的水果甜度和营养素含量有所不同，每天至少 1 ～ 2 种，首选应季水果。

表 6–13 常见蔬菜种类

蔬菜种类	举例
叶、花类	油菜、菠菜、菜花、青菜、芹菜
根茎类和薯芋类	白萝卜、胡萝卜、甜菜头、芋头、山药
茄果类	南瓜、胡瓜、茄子、西红柿、青椒
鲜豆类	菜豆、豌豆、扁豆、蚕豆、长豆角
葱蒜类	大蒜、大葱、青葱、韭菜、洋葱
水生类	藕、茭白、慈姑、菱角
菌藻类	蘑菇、香菇、平菇、木耳、银耳、海带、裙带菜、紫菜
其他	树生菜如香椿、槐花等；野菜如苜蓿、芥菜等

（2）怎样才能达到足量蔬果目标

①餐餐有蔬菜

在一餐的食物中，首先保证蔬菜重量大约占 1/2，这样才能满足一天“量”的目标。

②天天吃水果

选择新鲜应季的水果，变换种类购买，在家中或工作单位把水果放在容易看到和方便拿到的地方，这样随时可以吃到。

③蔬果巧搭配

以蔬菜为中心，尝试一些新的食谱和搭配，让五颜六色的蔬菜水果装点餐桌，愉悦心情。

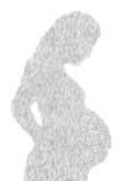

39. 糖妈妈如何吃主食?

糖妈妈主食需定量，且应优选全谷物和低血糖生成指数（GI）食物。因为低 GI 的食物在胃肠内停留时间长，吸收率低，进餐后引起的餐后血糖波动比较小，有助于血糖控制。主食中全谷物和杂豆类等低 GI 食物，应占主食的 1/3 以上。建议糖妈妈碳水化合物提供的能量占总能量比例为 45% ～ 60%，略低于一般健康人；若是初次诊断妊娠期糖尿病或血糖控制不佳时，建议咨询医师或营养指导人员给予个性化指导，调整膳食中碳水化合物量，以降低血糖水平，必要时食用降糖药物。

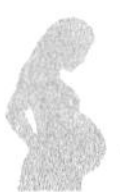

40. 糖妈妈需要限制饮水吗?

《中国居民膳食指南（2022）》明确指出，女性每天水的适宜摄入量为 1500 mL。应主动喝水、少量多次。可以选择自来水、经过滤净化处理后的直饮水、经煮沸的白水、桶装水以及包装饮用纯净水、天然矿泉水、天然泉水等各种类型饮用水。喝水可以在一天的任意时间，每次 1 杯，每杯约 200 mL。可早、晚各饮 1 杯水，其他时间里每 1 ～ 2 小时喝一杯水。建议饮水的适宜温度在 10 ～ 40 ℃。

孕期机体代谢率增高、代谢废物增多，适量饮水能有效帮助代谢废物的排出，同时减少泌尿系统感染，降低宫内感染的风险；适量饮水有助于保持大便通畅，减少食物残渣在肠道中的重吸收，具有一定稳定血糖的效果；适量饮水还能在一定程度上降低血液黏稠度（见图 6-6）。

但值得注意的是，部分糖妈妈的饮水量需根据自身的病情进行调整。严重糖妈妈可累及肾脏，这类患者需要严格限制水、盐的摄入，避免加重肾功能负担。此外，妊娠合并心功能不全、肺水肿、高血压等疾病也需要控制饮水量。

合理饮食、合理运动、保持心情舒畅、养成良好的生活习惯、适量饮水以有效调控血糖、减少血糖波动，孕妈妈们就能更自信地享受妊娠过程！

颜色	水合状态
透明黄色	水分充足，水合状态适宜
浅黄色	水分充足，水合状态良好
黄色	水分较少，存在脱水风险
较深黄色	水分不足，脱水状态
深黄色	缺少水分，脱水状态

图 6-6　尿液颜色和水合状态

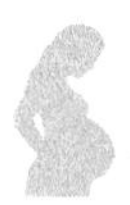

41. 糖妈妈可以喝粥吗？

糖妈妈不宜喝粥，粥主要是经过煮、熬过的碳水化合物，谷粒分解得较为细小，糖分释放得较多，里面的淀粉被完全糊化，很容易被消化吸收，且喝粥不容易产生饱腹感，容易出现摄入过量，且血糖维持时间短，导致餐后血糖波动明显（一般餐后半小时内血糖升高明显，过 2 ～ 3 小时后血糖又明显下降）。

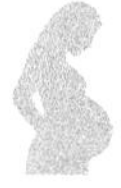

42. 糖妈妈可以使用药膳进行食补吗?

中医认为有些食物既是食品又是药品，称为药食同源。膳食和药物均来自自然界的动植物，有性能相通之处，均具有四气五味、升降浮沉、归经之功效。四气是指食物具有寒、热、温、凉四种性质，五味是指食物具有酸味、苦味、甘味、辛味、咸味五种味道，酸味入肝，苦味入心，甘味入脾，辛味入肺，咸味入肾，在食补时，需要做到五味调和。糖妈妈在日常饮食中可以科学结合传统中医食养食谱，但在食补时需注意识别药毒、是否对某种食物过敏，根据自己的体质差异，辨证选择食物，建议在医师、执业药师及营养指导人员等专业人员指导下食用药膳。

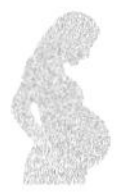

43. 糖妈妈可以吃水果吗?

糖妈妈不敢吃水果，是担心水果的甜味影响血糖。实际上，水果口感很甜，主要与水果中的果糖有关。相比葡萄糖和蔗糖而言，果糖对血糖的影响小，需要的胰岛素也少。这是因为，同样是单糖，人体肠道不能直接吸收果糖，要把它转变成葡萄糖后才可吸收，所以食入同等量的果糖后，血糖上升较慢，即水果中的果糖产生的血糖反应低于葡萄糖，同时，水果中的纤维素对稳定血糖也有帮助，因而多数水果是低血糖生成指数食物，例如，樱桃、橙子和柚等血糖生成指数都低于 40。因此，糖妈妈可以适当吃水果。

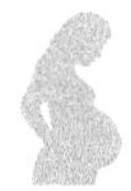

44. 糖妈妈吃水果有什么好处？

有的糖妈妈问道，非得要吃水果吗？国外有句谚语说，“每天一个苹果，医生远离我”，充分说明了水果具有很好的营养保健功效。新鲜水果含有丰富的维生素、矿物质和膳食纤维，对于糖妈妈来说是非常有益的。

（1）维生素：水果含有丰富的维生素，尤其是含有具有抗氧化作用的维生素 C 和胡萝卜素。100 g 鲜枣维生素 C 含量超过 200 mg，是一般蔬菜的 4 ～ 8 倍。红黄色水果，如柑、橘、杏和柿子等普遍含有较丰富的胡萝卜素。

（2）矿物质：水果中含有丰富的多种矿物质，特别是钾元素，可帮助维持膳食中的酸碱营养平衡，对预防慢性疾病和缓解疲劳有很大帮助。

（3）膳食纤维：水果含有大量的膳食纤维，含有不同于蔬菜中膳食纤维的果胶成分，对促进食欲和帮助消化、防治便秘以及调节糖脂代谢均有益。

（4）水果：脂肪含量低，总碳水化合物含量和热量较低。总体而言，水果是现代人防治慢性病的一种较好的天然食品。

水果是人们日常食物必不可少的一种，其营养丰富，色泽鲜艳，风味迷人，备受人们喜爱，因而应是糖尿病日常膳食中的一部分。

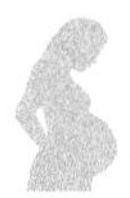

45. 糖妈妈可以吃哪些水果？

水果甜，容易与升高血糖联系起来，因此很多糖妈妈碰都不敢碰。但事实上，糖妈妈适当吃水果，不但不会升血糖，还能对控制血糖带来好处。每日吃 200 ～ 300 g 水果，糖尿病的风险是最低的，再多吃的话风险也会升高。水果并不是越甜含糖越高。甜度的高低不光受含糖量影响，还跟水果中的有机酸和有机盐等有关。哪些水果可以放心吃，哪些应该少吃或不吃，不但要看水果中糖的含量，还要看水果中糖的构成，即根据该水果的血糖生成指数而定。应选择含糖量相对较低且血糖反应低的水果。糖妈妈适宜吃的水果：黄瓜、西红柿、樱桃、青桃、橙子、柚子、柠檬和李子；需慎重选用的水果：香蕉、橘子、苹果、梨、杧果、荔枝、西瓜和草莓；糖妈妈不宜选用的水果：红枣、柿子、哈密瓜和黄桃，尤其不建议吃干枣、蜜枣、葡萄干、桂圆等干果和果脯，它们糖含量较高。

建议吃食物血糖负荷（GL）低的水果，GL 值越低，每 100 g 食物对血糖的影响越小（见图 6-7）。

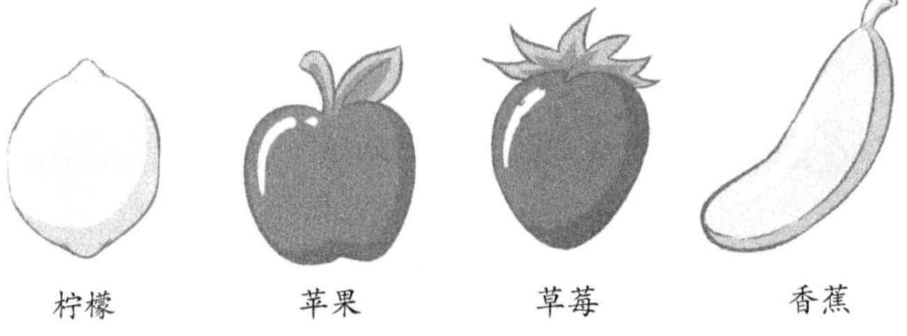

图 6-7　建议吃食物血糖负荷（GL）低的水果

46. 糖妈妈何时吃水果为宜?

水果含有一定的葡萄糖，对血糖较高的糖妈妈不合适。一般而言，在空腹血糖小于 7.5 mmol/L，餐后 2 小时血糖小于 10 mmol/L，及糖化血红蛋白小于 7.5 %时，才可以考虑享受水果。具体界定范围，并没有严格的规定，因为要综合考虑药物或并发症等因素，故是否能吃水果，宜请医生给建议。如果血糖控制不理想，可先将西红柿、黄瓜等当水果，等血糖平稳后再吃水果。

水果一般作为加餐食用，也就是在两次正餐中间，建议在下午两餐之间进食为佳，因为此时血糖比较稳定，而且午餐与晚餐间隔时间较久，适当加餐，可预防低血糖。不提倡在餐前或餐后 1 小时内吃水果。

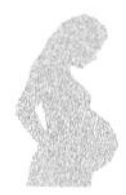

47. 糖妈妈吃水果的量控制在多少为宜?

糖妈妈每天进食水果的量应当控制在一个食品交换份左右，而且要计算水果所含的热量，以扣除部分主食。每天大概可食用水果 150 ～ 200 g，大概小橘子两个，或中等苹果一个（见表 6-14）。

表 6-14 常见水果含糖量一览表

名称	含糖量	名称	含糖量	名称	含糖量	名称	含糖量
甜瓜	3.5%	番石榴	7.9%	杏子	11.1%	香蕉	19.5%
西瓜	4%	猕猴桃	8.1%	香果	11.9%	甘蔗	20.7%
椰子	4.7%	葡萄	8.2%	柚子	12.2%	红果	22.1%
白兰瓜	5.2%	李子	8.8%	无花果	12.6%	鲜枣	23.2%
阳桃	5.3%	鸭梨	9%	柑橘	12.8%	葡萄干	36.2%
草莓	5.7%	菠萝	9.3%	苹果	13%	栗子	44.8%
新疆西瓜	6.1%	蜜橘	9.4%	沙果	15.1%	荔枝干	56.4%
枇杷	6.6%	橙子	9.8%	鲜荔枝	16%	干桂圆	62.8%
樱桃	7.9%	桃子	10.7%	鲜桂圆	16.1%	柿饼	70.3%
柠檬	7.9%	盖柿子	10.7%	扁柿子	18.6%	干枣	72.8%

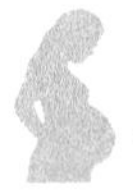

48. 糖妈妈吃水果如何计算“热量”？

把水果热量计入一日总热量中。以一日吃 200 g 苹果为例，则全天热量应减少 90，相当于主食 25 g，这样才能保证全天饮食热量平衡。不能因吃水果而导致热量超标。

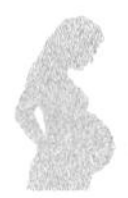

49. 糖妈妈吃水果时如何监测“血糖”？

每位糖妈妈个体化差异很大，有的可能吃了含糖量低的水果反而血糖升高速度很快，有的则相反。糖友宜自己检测、摸索，寻找适合自己的水果。在吃水果之前，以及吃水果后 2 小时测一次血糖，对了解自己能否吃此种水果、吃得是否过量，是很有帮助的。假如血糖波动大或出现异常，还是要暂时忌口或更换水果品种。

50. 糖妈妈吃益生菌能控糖吗?

益生菌是活的微生物，其具有可以维持正常的肠道菌群和抑制病原菌、改善和维持肠道功能、参与营养和代谢及调节免疫系统功能等。很多疾病，如慢性肠炎、肥胖、2 型糖尿病存在菌群失调的情况，食用一定量的益生菌有利于肠道菌群平衡，但对调控血糖无明显效果。

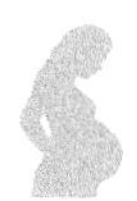

51. 什么是产前维生素？

产前维生素是您在怀孕前一个月及怀孕全程使用的维生素补充剂。这些维生素补充剂也含有矿物质（铁、钙），有助于确保孩子获得形成健康器官所需的所有物质。产前维生素有助于降低出生缺陷和其他问题的风险。

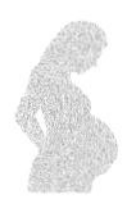

52. 如何选择产前维生素？

可以在药店或药房中买到产前维生素。选择标有“产前”且含有至少 400 μg 叶酸的多种维生素。叶酸在预防胎儿某些出生缺陷方面尤其重要。对于计划使用的维生素，应及时向医生咨询，以确保剂量适合。某些维生素过量是有害的。

医生也可为孕妈妈开具产前维生素。与药店中的维生素制剂相比，处方维生素制剂中某些维生素和矿物质的含量通常更多。例如，医生认为需要额外补铁时可能会开具相应处方。在怀孕期间获得足够的铁很重要，这有助于预防缺铁性贫血。

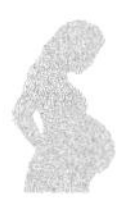

53. 哪些是糖妈妈的首选食物？

最佳的饮食包括：大量新鲜水果、蔬菜和全谷类、一些低脂乳制品，以及一些蛋白质（如肉、鱼、蛋或干豆类）。如果不吃乳制品，则需要从其他食物或补充剂获取钙。

孕妈妈还可以吃汞含量低的鱼类和海鲜。事实上，摄入这些种类的鱼有益于孩子的发育，只要不吃得太过频繁。专家建议每周按如下方式进食：吃 2 ～ 3 份汞含量极低的水产品，如虾、淡金枪鱼罐头、鲑鱼、鳕鱼和鲶鱼。或者吃 1 份低汞含量的鱼，如扁鲹、石斑鱼、大比目鱼、鲯鳅鱼和黄鳍金枪鱼。也可以食用金枪鱼排，但一周最多 1 次。避免食用汞含量高的鱼类。

如果是素食者，请与营养学家（食物专家）商谈如何选择食物。素食者有时需要添加对胎儿生长至关重要的营养素。

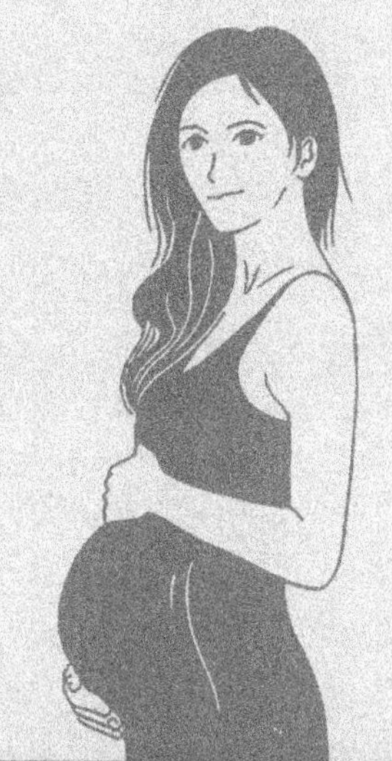

第七章

糖妈妈的分娩

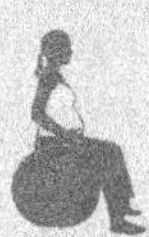

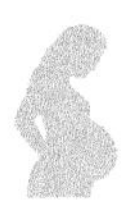

1. 糖妈妈能阴道分娩吗？

2007 年，中华医学会《妊娠合并糖尿病临床诊断与治疗推荐指南（草案）》提出：在无妊娠并发症的妊娠期糖尿病 A1 级（经过控制饮食，空腹血糖 < 5.3 mmol/L，餐后 2 小时血糖 < 6.7 mmol/L）及妊娠期糖耐量受损（gestational impaired glucose tolerance，GIGT），胎儿监测无异常的情况下，可于妊娠 39 周左右收入院，在严密监测下，期待至预产期终止妊娠。所以说糖妈妈也是很有可能经阴道分娩的。

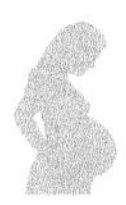

2. 糖妈妈在分娩后还会发生什么？

糖妈妈在分娩后 2 个月血糖可能恢复正常。但糖妈妈中一半以上将在未来 10 ～ 20 年最终成为 2 型糖尿病患者，应注意产后生活方式的管理与监测，在产后 6 ～ 12 周糖妈妈们需要再次来医院进行糖耐量测试，也就是和怀孕 24 ～ 28 周的时候喝 75 g 糖水检查一样，并建议同时检测血脂和胰岛素。如果糖耐量结果正常，可每 3 年进行 1 次血糖复查；若糖耐量受损或患糖尿病，则需要到内分泌科接受进一步监测及治疗。

有些糖妈妈认为生完宝宝血糖就恢复正常了，然而并非如此！大约 1/3 的糖妈妈在产后近期血糖就已经出现了异常，所以为了早期发现血糖的问题，做到早发现、早干预，对延后甚至是逆转 2 型糖尿病的发生具有举足轻重的意义。

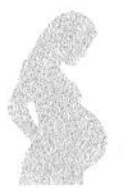

3. 糖妈妈分娩前的准备和注意事项有哪些？

分娩前的准备主要包括六个方面，包括积极控制血糖、饮食调整、合理运动、控制糖妈妈并发症和预防胎儿并发症、胎儿监测与心理调适。

（1）分娩前需要积极控制血糖，根据《妊娠期糖尿病指南（2021 年版）》，孕妈妈妊娠期血糖应控制在空腹血糖值≤ 5.0 mmol/L，餐后 1 小时血糖值≤ 7.4 mmol/L，餐后 2 小时血糖值≤ 6.7 mmol/L；学会自测末梢血糖，每天 4 次，早餐前 1 小时和 3 餐后 1 小时或者早餐前 2 小时和 3 餐后 2 小时。对于需要注射胰岛素的孕妈妈，注射胰岛素的用量要遵医嘱。

（2）饮食方面注意控制糖、脂肪、胆固醇含量高的食物摄入，少吃多餐与细嚼慢咽，限制反式脂肪酸的摄入。在热量摄入方面，建议碳水化合物占总热量的 50％～55％，蛋白质占总热量的 20％，脂肪占总热量的 25％～30％。进食顺序先从汤—菜—蛋白类，最后到主食，可增加饱腹感，减少主食的量。优先选择低血糖生成指数食物，即 GI 值＜ 55％，如谷类、薯类、豆类、水果、果汁、混合类食物、即食食品等。谷类包括大麦、小麦、燕麦、荞麦、黑米等。薯类包括马铃薯粉条、藕粉、红薯粉、魔芋等。豆类包括黄豆、豆腐、绿豆、豌豆、四季豆、扁豆等。水果类包括苹果、桃、梨、樱桃、李子、杏干、柑、柚、酸葡萄等。果汁：苹果汁、水蜜桃汁。混合类食物包括馒头 + 芹菜炒鸡蛋、烙饼 + 鸡蛋炒木耳、米饭 + 鱼、饺子、馄饨、包子、猪肉炖粉条等。即食食品：全麦或高纤维食品，如黑麦粒面包。避免摄入高 GI 食物，即 GI > 70。高 GI 食物包括小麦粉面条、富强粉馒头、烙饼、油条、糯米粥等精制食物；马铃薯等薯类；南瓜、胡萝卜等蔬菜类；西瓜等水果；苏打饼干、华夫饼干等即食食品。

（3）合理运动。进入中期妊娠是孕妈妈运动的最佳时机，孕妈妈在无禁忌证的情况下，可以进行有氧运动，具体包括散步、慢走、瑜伽或者是适当的家务劳动等，避免具有一定风险和刺激的运动项目，如篮球、骑马、潜水等。散步是最为简单易行的运动方式，通过散步增加胰岛素敏感性，改善母婴健康，利于顺产。瑜伽可增强肌肉的张力，提高关节的柔韧性和灵活度。通过有氧运动提高胰岛素的敏感性，有助于细胞、肌肉组织、肝脏利用葡萄糖，降低血糖水平。应遵循循序渐进的原则，开始一般每周 3 次、每次 15 分钟的有氧运动，逐步过渡到每周 4 ～ 5 次、每次 30 分钟。餐后 1 ～ 1.5 小时后运动，运动前先测量血糖，若空腹血糖< 5.5 mmol /L 时，先补充能量饮食，运动时心率范围在 60% ～ 70%，最大心率为 220－年龄。孕妈妈需要随身携带糖果、巧克力、面包、饼干等小零食以预防低血糖发生。运动过程中，若出现心慌、出冷汗、手抖、头晕、饥饿、乏力等低血糖表现，孕妈妈需要立即进食，增加血糖浓度。运动时避开胰岛素作用高峰期，如必须在这段时间内运动，可在运动前适当补充饮食，以防低血糖的发生。孕妈妈运动时选择安全的运动环境，室外运动选择地板干燥、人少的地方，尽量避开繁忙、高温、紫外线强的时段。在运动过程中，孕妈妈出现胸痛、严重头痛、不会随着休息而缓解的持续头晕、经常性宫缩疼痛、阴道出血、阴道破水等情况，立即停止运动并及时就医。

（4）控制糖妈妈并发症和预防胎儿并发症。《妊娠期糖尿病指南（2021年版）》指出，母乳喂养可以减少新生儿和母体的不良结局，如低血糖、肥胖及远期患上糖尿病的风险。

（5）胎儿监测。妊娠 30 周后，糖妈妈自行胎动计数，一旦每小时＜ 4 次，或每 12 小时＜ 30 次，应考虑胎儿宫内窘迫，应立即就医。

（6）心理调适，减少焦虑情绪。负面情绪会影响血糖波动，因此，孕妈妈需要及时调整自身负面情绪，可以通过合理运动、听音乐、冥想等方式放松自身情绪；同时高质量的家属陪伴必不可少，家属平时应多与孕妈妈沟通交流，同时鼓励孕妈妈多倾诉。

4. 自然分娩和剖宫产有什么区别？

自然分娩：糖妈妈血糖控制在理想范围，（空腹＜ 5.3 mmol /L，餐后 2 小时＜ 6.7 mmol /L）可以经阴道试产。

剖宫产：糖妈妈妈存在胎儿窘迫、胎盘功能欠佳、胎位异常等指征，应行剖宫产。同时，对于糖尿病病程大于 10 年，或伴有视网膜病变、肾功能损害、重度子痫前期等，考虑放宽剖宫产指征。

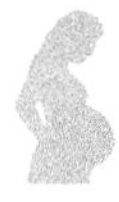

5. 糖妈妈的分娩时机该如何选择？

糖妈妈的分娩时机应权衡继续妊娠所伴随的母胎风险和终止妊娠所带来的母儿风险（见图 7–1）。但是目前，对于糖妈妈分娩时机尚无统一意见。

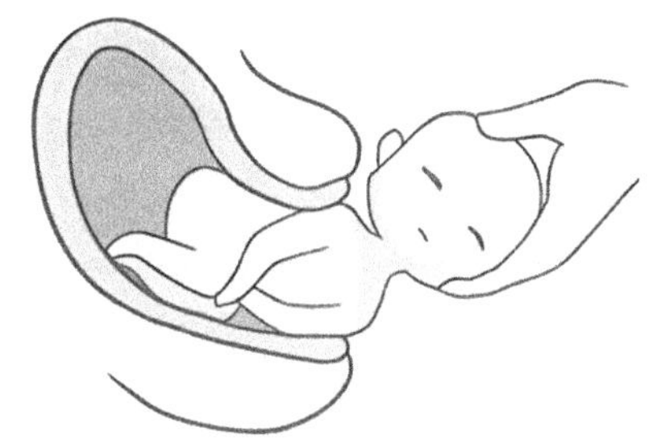

图 7-1 糖妈妈的分娩

（1）根据 Priscilla White 分级（见表 7-1），针对 A1 级经饮食控制、空腹血糖＜ 5.3 mmol /L、餐后 2 小时血糖＜ 6.7 mmol /L 的糖妈妈，在无其他并发症、产前检查规律可靠的情况下，妊娠 39 周终止妊娠不增加肩难产的风险，反而显著降低了围产儿死亡率。

表 7-1 Priscilla White 分级

A 级	A1 级：经过控制饮食，空腹血糖＜ 5.3 mmol /L，餐后 2 小时血糖＜ 6.7 mmol /L A2 级：经过控制饮食，空腹血糖≥ 5.3 mmol /L，餐后 2 小时血糖≥ 6.7 mmol /L
B 级	显性糖尿病，20 岁以后发病，病程＜ 10 年
C 级	发病年龄 10 ～ 19 岁，或病程达到 10 ～ 19 年
D 级	10 岁前发病，或病程≥ 20 年，或合并单纯视网膜病
F 级	糖尿病肾病
R 级	眼底有增生性视网膜病变或玻璃体积血
H 级	冠状动脉粥样硬化性心脏病
T 级	有肾移植史

（2）经控制饮食，空腹血糖≥ 5.3 mmol /L、餐后 2 小时血糖≥ 6.7 mmol /L、需要药物治疗才能达到血糖满意水平的糖妈妈为 Priscilla White A2 级。我国的专家共识和美国妇产科医学学会 2018 年第 190 号指南均建议 A2 级经药物控制血糖的糖妈妈，可考虑在孕 39 ～ 40 周终止妊娠。

（3）血糖控制不佳的糖妈妈围产儿并发症（巨大儿、低血糖、黄疸或死产）发生率显著增加。美国妇产科医学学会建议这类患者在妊娠

$37\sim38^{+6}$ 周终止妊娠，并指出其分娩时机还应该关注医学、生物和心理社会因素，采取“个体化”原则，争取最利于糖妈妈的分娩时机。

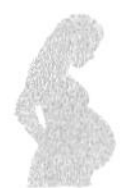

6. 糖妈妈应如何选择分娩方式?

（1）阴道试产

对于血糖控制良好的糖妈妈，建议妊娠至 40 周经阴道分娩。阴道试产成功率与妊娠期糖尿病级别无关，而与阴道分娩史、宫颈条件有关，故阴道分娩是糖妈妈较为适宜的分娩方式。无论是 A1 级还是 A2 级孕妇，只要血糖控制满意且无其他并发症及手术指征，阴道分娩都是最佳分娩方式。

（2）选择性引产

根据宫颈成熟度选择球囊引产及缩宫素静脉滴注。

（3）剖宫产

妊娠期糖尿病并非剖宫产指征，但妊娠期糖尿病可显著增加剖宫产风险。合并血糖控制不佳、大于胎龄儿、胎儿窘迫及其他并发症的糖妈妈，尽量延长孕周至预产期，密切监视胎儿情况，遵循个体化原则，适时剖宫产终止妊娠。

目前,对于糖妈妈分娩时机的选择主要根据表 7-1 Priscilla White 分级。对于符合 A1 级的糖妈妈，建议在 39 周之后终止妊娠；对于符合 A2 级的糖妈妈，建议在 39 ~ 40 周终止妊娠。当糖妈妈出现 B 级—R 级的表现，分娩时机的选择根据孕妇和胎儿的具体情况而定。糖妈妈的分娩方式主要包括阴道试产、选择性引产、剖宫产三种形式。阴道试产，指糖妈妈血糖控制较好，无并发症，可通过阴道分娩。选择性引产，对于怀有大于胎龄儿（large for gestational age，LGA）糖妈妈可选择择期引产，减少肩难产的发生率。剖宫产，指糖妈妈有严重微血管病变的可选择剖宫产。

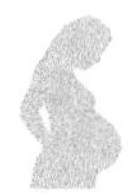

7. 分娩前如何控制血糖?

（1）阴道分娩

阴道分娩消耗大量能量，糖妈妈对胰岛素的需求减少，同时对葡萄糖的需求增加，必须有足够进食或补充葡萄糖才不至于出现低血糖和酮症。产程中应每 2 ～ 4 小时监测 1 次血糖，糖妈妈产程中血糖应控制在（4.7 ± 1.1）mmol /L，血糖＞ 7.8 mmol /L 时监测尿酮体，根据监测结果及时调整胰岛素用量，以防发生酮症酸中毒及糖尿病高渗性昏迷。

（2）剖宫产

选择性剖宫产在手术前 1 天停止应用晚餐前长效胰岛素及手术当日长、短效胰岛素。手术日停止皮下注射胰岛素，术前 6 ～ 8 小时不应进食或饮糖水。一般在早晨监测血糖、尿糖及尿酮体，根据其空腹血糖水平调整每日胰岛素用量。

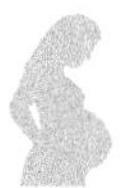

8. 血糖控制对分娩有哪些重要性?

血糖控制不佳对分娩产生不良健康结局：

（1）会增加巨大儿发生率。糖妈妈体重上升，从而提高了剖宫产的概率。研究表明，相比于顺产，剖宫产产妇更容易出现身体创伤，出血量、住院时间、住院费用会明显增加；此外，会形成瘢痕子宫，增加二次生产的剖宫产率。

（2）羊水过多。糖妈妈在妊娠期间处于高血糖状态，容易发生高渗性利尿，导致胎儿排尿增加与羊水增加。

（3）肩难产和产伤。由于胎儿过度生长，糖妈妈在生产过程中的肩难产、器械辅助阴道分娩与剖宫产的发生率明显增加。肩难产可导致新生儿窒息、臂丛神经受损，严重可致颅内出血。

（4）其他并发症。如新生儿发生呼吸窘迫、低血糖、低钙血症、新生儿低血糖、新生儿黄疸、围产儿死亡等的发生率增加。

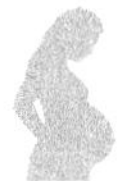

9. 分娩期间如何监测和管理血糖？

由于分娩期间糖妈妈的饮食、休息不规则、分娩过程耗时长、手术伤口等容易导致血糖水平的波动，因此在分娩期间应加强血糖的监测。

（1）对于无须胰岛素治疗并且血糖值达到空腹＜ 5.3 mmol /L，餐后 2 小时＜ 6.7 mmol /L 范围内的糖妈妈选择自然分娩。临产后鼓励糖妈妈积极进食，首选流质或半流质饮食，补充机体热量所需，避免低血糖的发生；同时密切观察宫缩、胎心的改变，避免产程延长。在临产过程中，依据糖妈妈的自身情况，建议每 1 ～ 2 小时监测一次末梢血糖，根据血糖水平合理进食，若出现进食困难，可以采用静脉输注液体补充机体所需的能量。

（2）对于需要胰岛素治疗的糖妈妈选择自然分娩。遵照医生护士制订的分娩计划，临产后停用胰岛素，每 1 ～ 2 小时监测一次末梢血糖，同时密切观察宫缩、胎心的改变，避免产程延长。根据血糖水平合理进食。

（3）对于需要剖宫产的糖妈妈，由于术前和术后需要禁食，且需要持续静脉滴注小剂量胰岛素，手术过程中每 1 ～ 2 小时监测一次末梢血糖，根据血糖波动情况，减少或增加胰岛素。手术后，每 2 ～ 3 小时监测一次末梢血糖，6 小时后开始进食流质，根据测量血糖结果动态调整补液的速度和输入量。

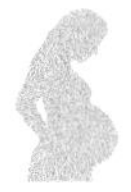

10. 糖妈妈产时如何管理血糖？

对于糖妈妈来说通常推荐在临产和分娩期间严格控制母亲血糖以优化胎儿结局。产时有多种因素会影响血糖管理，应予以考虑：

（1）分娩的代谢需求

在产程活跃期，收缩的子宫摄取葡萄糖，会降低血糖并减少胰岛素需求，类似于运动。

（2）饮食限制

产时许多人都采取清流质饮食。热量限制可减少胰岛素需求，但包括含糖饮料的清流质饮食可导致高血糖。

（3）含葡萄糖的静脉液体

给予含葡萄糖的静脉液体可防止脱水、缩短产程和预防酮症，但如果胰岛素的量不足，也可能导致高血糖。

（4）血糖目标

产时血糖水平的合理目标范围是 3.9 ～ 6.9 mmol /L。

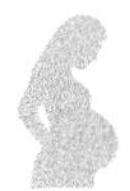

11. 分娩后如何调整胰岛素治疗？

分娩前，糖妈妈没有使用胰岛素，产后血糖控制在正常范围内，一般不需要胰岛素治疗，但仍然需要注意饮食与血糖的监测。分娩前，糖妈妈一直使用胰岛素，分娩后减少为产前 1/2 ~ 1/3 的量，根据具体血糖情况调节胰岛素用量。

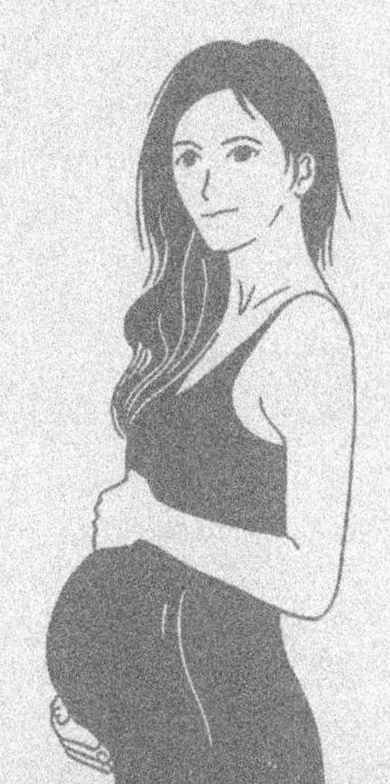

第八章

糖妈妈产后及长期展望

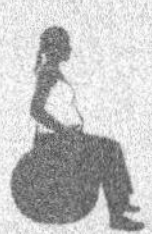

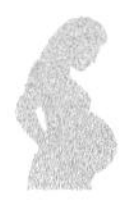

1. 糖妈妈产后应该注意什么？

（1）注意产后复查血糖

患有妊娠期糖尿病的宝妈均应在产后 4 ～ 12 周做糖耐量检查，重新评估糖代谢情况，其诊断标准与普通糖尿病诊断标准一致。由于有妊娠期糖尿病史的宝妈属于糖尿病高危人群，此后至少每三年需要检测一次血糖，观察是否已发展为糖尿病前期或糖尿病。

（2）当心产后感染

①产妇注意保持皮肤清洁舒适，勤擦身，宜淋浴、勤换内衣，产后 6 周内避免盆浴；②保持外阴和伤口清洁，每天两次用温开水清洗外阴，勤换卫生巾及内裤；③保持口腔清洁，早晚刷牙，餐后漱口，预防口腔疾病。

（3）休息与活动

①产妇应调整生物节律，保证充足的睡眠和休息；②产后应尽早适当活动，活动应循序渐进，逐渐适应，注意劳逸结合。

（4）产后性生活

产妇的生殖器官恢复需要 6 ～ 8 周的时间，42 天健康检查无异常可恢复性生活，注意性卫生，预防生殖道感染，提供个体化指导。如果产妇有侧切伤口疼痛、产褥感染、产后出血或产后抑郁等，要推迟性生活的时间。如果产后不哺乳，排卵可出现在产后 4 周左右，即在第 1 次月经前。产后第一次性生活就要采取避孕措施。

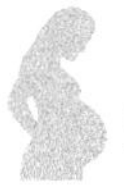

2. 产后正常血糖的标准是多少?

由于孕期血糖异常的问题，因此妈妈们在生完宝宝后，需要比正常孕妈妈多做一件事，就是进行产后血糖复查。正常产后血糖的标准为空腹血糖 < 5.6 mmol/L，餐后 2 小时 < 7.8 mmol/L，糖化血红蛋白控制在 5.7 % 以下。

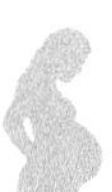

3. 产后如何控制饮食?

产后饮食是孕妇在生产之后的食谱。饮食的调养对产妇和新生儿都非常重要。产后饮食护理得当，产妇身体恢复快，乳汁分泌多有助于新生儿的生长发育。原则上来讲，在产后需要注意避免吃生冷、寒凉、油炸、辛辣刺激性的食物。最好是清淡饮食，不要过于油腻。

（1）原则是饮食均衡多元化，谷薯类、肉类、蔬菜、水果、奶类要多摄入。根据《中国居民膳食指南（2022）》产后哺乳期妈妈建议每天摄入谷类：225 ～ 275 g，蔬菜类：400 ～ 500 g，水果类：200 ～ 350 g，肉类：175 ～ 225 g，牛奶：300 ～ 500 mL，大豆类：25 g，坚果：10 g，食用油：25 g，食盐：不超过 2 g，饮水量：2.1 L。

重点营养补充：

①蛋白质：产后抵抗力差，身体元气恢复需要蛋白质参与，同时蛋白质也是影响乳汁数量和质量的重要因素。每天 50 g 红肉、50 g 鱼肉、50 g 鸡肉、1 个鸡蛋、25 g 大豆类。

②维生素 A：乳汁中的维生素 A 含量受乳母膳食的影响，哺乳期要比一般时期多摄入 600 μg 维生素 A 供给宝宝。每周 3 ～ 4 次猪肝（总量达到 85 g）或 3 次鸡肝（总量达到 40 g）、胡萝卜、蛋黄等。维生素 A 能促进生长，维持骨骼、视力健康，维持上皮组织、黏膜上皮正常分泌，增强免疫系统、视力以及皮肤健康。

③钙：产褥期女性因为体内钙容易缺失导致免疫力下降、骨质疏松，哺乳期会加速钙流失，乳汁中缺钙，影响孩子骨骼发育和牙齿生长。哺乳期每天要摄入钙 1000 mg，每天喝牛奶 500 mL+ 蔬菜 + 适当豆制品，虾皮、小鱼。钙可以维持骨骼生长、牙齿健康，维持血压正常、肌肉功能正常、血液凝固。

④铁：妈妈在分娩时失血会造成铁的不足，建议哺乳期铁的摄入量达 24 mg，贫血的妈妈在医生的指导下摄入更多的铁。每天吃肉类 75 ～ 100 g，每周吃 1 ～ 2 次动物肝脏或动物血。铁参与血红蛋白合成，缺铁会引起贫血。

⑤碘：乳汁中的碘含量跟妈妈饮食有关，建议每天摄入 240 μg，选用碘盐，每周吃 2 次富含碘的食物，如海带、紫菜、贝类。维护身体代谢，促进甲状腺素合成，促进机体发育、蛋白质合成。甲状腺素具有促进骨骼、生殖器官、脑部发育的功效。

（2）饮食从稀软过渡到正常硬度，产后妈妈身体需要调养、恢复，除饮食要高营养外还要易消化。可以把食物做成粥类，例如杂粮粥、蔬菜粥、肉粥，适当多喝汤，补充水分。

（3）水分适当摄入，新妈妈如果每天摄入水分不足，不但无法让体重减轻，还可能造成乳汁分泌减少，温开水、豆浆、牛奶、汤、粥都能很好地补充水分。在制作产妇的营养配餐过程中，尽量食材多样化，同时适当荤素搭配，以全面满足产妇及婴儿的营养需求。

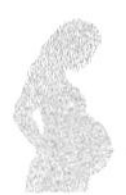

4. 糖妈妈产后有何特殊营养需求？

如产后监测血糖正常，则不需要继续严格进行“糖尿病饮食”，产后血糖持续异常，建议在营养师指导下继续进行医学营养饮食。膳食需粗细搭配，全谷物如燕麦、荞麦、小米等占谷类的 1/4 ～ 1/3，利于更好地控制血糖，保持健康。

5. 如何满足产后身体的营养需求？

产后应当注意食物多样化，营养均衡全面，同时避免生冷食物和辛辣刺激食物。哺乳期妈妈需要分泌乳汁、哺育婴儿，所以饮食中需要补充含碘丰富的海产品（海带、紫菜和鱼虾等）、含 DHA 高的海产品（带鱼等海鱼）、富含维生素 A 的食物（动物肝脏、绿叶蔬菜、胡萝卜等）、含钙量高的奶类（牛奶或酸奶）。进餐时可少量多餐，减少饥饿感，保持更好的精神状态。

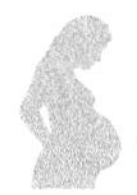

6. 产后糖妈妈如何进行饮食管理?

糖妈妈产后患 2 型糖尿病的风险明显高于普通人群，产后血糖仍异常者需要咨询内分泌科医师，在专业医师的指导下制订个体饮食计划，血糖正常者可不必严格按照糖尿病饮食控制，但也应适当控制、合理搭配营养，降低患糖尿病的风险，同时为婴儿提供丰富的营养供给。

自然分娩产妇产后即可正常饮食，但应注意选择清淡好消化的食物。剖宫产产妇排气后可进无糖类的流质饮食，之后根据肠蠕动恢复情况从半流质过渡到普通饮食。

饮食原则有以下几点：

（1）食物多样化，以谷类为主，粗细搭配。

（2）多吃蔬菜和水果。

（3）每天吃奶类、大豆或豆制品。

（4）常吃适量的鱼、禽、蛋和瘦肉。

（5）减少烹调油用量，吃清淡少盐食品。

（6）食不过量，天天运动，保持健康体重。

（7）三餐分配应合理，定时定量、少量多餐，适当加餐。

（8）每天汤水量 2000 ～ 3000 mL，保证充足的母乳供给。

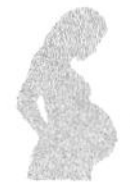

7. 糖妈妈产后如何在保证营养的情况下控制血糖?

糖妈妈产后的饮食护理尤其重要，不论糖尿病属于何种类型、有无并发症或是否在用胰岛素治疗，都应在医师指导下长期坚持饮食控制。另外，产妇还应保证自己的营养供给，为泌乳提供物质基础。所以，糖妈妈产后应在医师的指导下进行自我营养治疗与管理，在控制血糖的同时保证营养。

（1）首先计算每日所需总热量：根据标准体重及每日活动量，见表 8-1。

表 8-1 每日活动量及所需总热量

每日活动量	每日每公斤热量（kcal）
休息	25 ～ 30
轻体力劳动	30 ～ 35
中度体力劳动	35 ～ 40
重度体力劳动	40 ～ 45

标准体重 =［身高（cm）－ 100］×0.9 kg；哺乳期每日酌情增加 500 kcal。

（2）合理分配营养元素：坚持少量多餐、定时定量。首先高热量、高糖类食物应占总能量的 55% ～ 60%，应选择血糖生成指数低的食品。饮食中的蛋白质含量为每日每公斤体重 1.0 g，哺乳期糖尿病患者应增加至 1.5 ～ 2.0 g。蛋白质转化的能量应占总能量的 12% ～ 20%。

脂肪每日每公斤体重 0.6 ～ 1.0 g，脂肪转化的能量占 20% ～ 25%，其中多不饱和脂肪酸、单不饱和脂肪酸和饱和脂肪酸比值为 1∶1∶0.8。胆固醇摄入量每日应少于 300 mg，脂类尤其是长链多烯不饱和脂肪酸对婴儿脑发育有重要作用。

膳食纤维摄入量以每天 25 ～ 30 g 为宜，如麦麸、玉米麸、南瓜粉等，特别是可溶性膳食纤维，有助于调节血糖。补给充足的维生素，以维持产妇的身体健康，促进泌乳，满足婴儿的需要。哺乳期每日微量维生素的推荐摄入量为维生素 A 1200 ～ 3000 μg，维生素 C 100 ～ 130 μg，维生素 D 5 ～ 10 μg，维生素 E 3 mg。

微量元素主要是锌、铬、硒、钒、钙等。为了保证乳汁中钙含量的稳定性及母体钙的平衡，乳母膳食中钙的参考摄入量为每天 1200 ～ 2000 mg，可预防骨质疏松、婴儿佝偻病。哺乳期对铁的需要量增高，食物中的铁利用率低，适宜摄入量为每天 25 ～ 50 mg。膳食的平衡和食物的多样性有利于摄取各种营养素。

此外，产妇在血糖平稳的情况下，可适量饮用高营养的汤水、粥类食物，如牛奶、鸡汤、鱼汤、骨头汤等，以保证足够的乳汁。总之，按照诊疗计划按时监测血糖，定期复查并咨询医师及时调整饮食，是保证控制血糖及营养充足的必要措施。

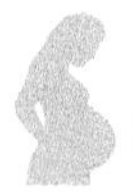

8. 糖妈妈产后坐月子该怎么吃？

“坐月子”是我国的传统习俗，其间产妇常过量摄入动物性食物，摄入过量各类肉汤，其实汤具有高脂肪、高嘌呤，肉汤的营养大约只有肉的 1/10，增加了产妇体重滞留、高尿酸血症，甚至乳腺管堵塞等的风险。那么，坐月子时我们该如何吃呢？应执行月子管理三原则：合理膳食营养、适当运动、科学的生活方式。

（1）全天总能量摄入的增加：建议所有糖妈妈产后进行母乳喂养，在出生后前 6 个月，婴儿平均每日需从母乳获得 500 kcal 的热量，因此建议糖妈妈产后坐月子期间，每日摄入的热量较孕前增加 500 kcal。

（2）饮食分配和餐次的安排：坚持少食多餐，定时定量进食。少食多餐有利于胃肠道的消化吸收，加餐可选择新鲜玉米棒、燕麦片、牛奶、水果等。进行母乳喂养的产妇低血糖的风险可能会增加，在喂乳之前适量进食，有助于预防低血糖的发生。

（3）合理选择主食

①增加粗粮

粗粮富含膳食纤维，比细粮消化吸收慢，能减缓餐后血糖上升，对控制血糖有利。建议粗粮占主食总量的1/3左右，比如煮米饭时加点小米、糙米、绿豆或红豆。

②吃干不吃稀

越稀的饮食，经过烹饪的时间越长，食物越软越烂，意味着越好消化，则升糖越快,所以无论什么粥都不宜吃。建议糖妈妈尽量吃“干”的。比如：杂粮馒头、杂粮米饭。而不要吃面糊糊、粥、泡饭、面片汤、面条等。

（4）增加优质蛋白的摄入

糖妈妈月子期间每日膳食中的蛋白质需要有所提高，在孕前基础上增加25g，达到每日90g，其中优质蛋白应占总蛋白的1/2为宜。动物性食物如鱼、禽、蛋、瘦肉等可提供丰富的优质蛋白质和一些重要的矿物质和维生素，糖妈妈应该比孕前增加鱼、禽、蛋、瘦肉、奶制品或豆制品的摄入量，必要时可使用蛋白补充剂。奶是钙最好的食物来源，每天应该增饮200mL的牛奶。

（5）保证充足的水果和蔬菜摄入

蔬菜和水果含有丰富的维生素、矿物质和膳食纤维，这对产后恢复和控制血糖非常有益。

蔬菜选择：如生菜、大白菜、菠菜、西红柿、黄瓜等都是不错的选择。食用淀粉含量高的蔬菜，如土豆、山药、莲藕、胡萝卜等时，应减少主食的量。

水果选择：水果应选择相对低糖的水果，如樱桃、柚子、梨子、苹果、木瓜等。在血糖控制良好的情况下，糖妈妈可以选择饭后2小时食用水果，以补充维生素。每次的摄入量控制在200g左右（比如中等大小苹果1个）。

（6）清淡饮食

“清”就是少油少调味品，“淡”就是不甜不咸。

①控制盐的摄入量

糖尿病产妇每日盐的摄入量应不超过 5 g，尽量少吃各种咸菜及腌制食品，不要忽略酱油（一般 5 g 盐相当于 25 mL 酱油）、豆瓣酱以及某些加工食品的隐性盐摄入量。

②合理选择烹调方法

可经常用的烹调方法：拌、蒸、炖、氽、溜、扒、卤。可偶尔用的烹调方法：滑溜、爆炒、红烧（无糖）。尽量不用的烹调方法：煎、炸。

③植物油的选择

宜用植物油，如菜籽油、大豆油、玉米油、橄榄油、芝麻油等，忌食动物油、奶油、肉皮、肥肉。植物油也应限量，每日 25 ～ 30 g 左右（大约 3 瓷勺）。

④控制糖的摄入

产后不过多食用桂圆、红枣、糯米等糖分较高的食物。尽量不摄入蔗糖、红糖、白砂糖、冰糖等精制糖。

（7）补水保证奶水充足

为保证奶水的充足，糖妈妈产后别忘记多补水，补水不只是单纯地喝白开水，也可以适当多喝一些牛奶、蔬菜汤等，既补充了水分，又保证了营养和优质蛋白质的摄入。

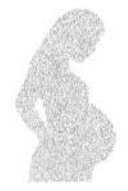

9. 产后如何科学运动?

产后运动不仅可以加快身体和生殖系统的恢复，对于预防血栓栓塞性疾病、糖尿病、控制产后体重、减少产后尿失禁的发生、减轻产后抑郁、提高身体免疫力等均有益处。

（1）产后运动时机

①产后应尽早适当运动，经阴道自然分娩的产妇，产后尽早下床活动，通常在产后三天就可以开始在床上做缩肛运动锻炼盆底肌；②剖宫产的产妇术后及时翻身，拔尿管后即可下床活动。剖宫产术后的女性出院后第1～2周：a. 步行，最初每日数次，每次 10 分钟，可根据个人耐受情况适当调整。b. 可在家人的协助下爬楼梯锻炼，活动时放慢速度并逐渐增加锻炼频率。c. 产褥期禁止提举比新生儿重的物体。出院后第 3 周，可做一些恢复腹部盆腔力量和张力的锻炼，如腹部紧缩训练和牵引训练，减少腹直肌分离。

（2）产后运动的方式

妈妈们可根据身体状况和个人喜好选择不同的运动方式，如腹式呼吸、卧位体操、肌力训练、有氧运动、瑜伽、盆底肌肉锻炼（Kegel 训练）等。产后前 4 周，循序渐进地进行呼吸功能训练、肌力训练，同时可以提高心肺功能；产后 4 ～ 6 周可开始规律的有氧运动，运动量可根据身体情况和个人耐受程度逐渐增加。有其他并发症的产妇可根据医学建议适当调整运动计划。哺乳期妈妈为避免运动时乳房胀痛引起的不适，应在锻炼前哺乳。

（3）产后运动的强度：运动时心率不超过 120 次 / 分，自我感觉微喘，身体发热即可。如有过度疲劳、脱水、乳房不适、阴道出血等情况应立即停止运动。每周 3 ～ 4 天，每天 2 ～ 3 次，每次约 30 分钟。

在运动期间特别注意有无低血糖症状，如出现头晕、眼花、出虚汗、手脚发冷等症状时，应立即停止运动并及时进食纠正低血糖。另外运动不宜过量，如果运动中谈吐自如、呼吸平稳，即运动量合适；如果运动中说话吃力、喘息、咳嗽，需要减少运动量；如果感到过度疲劳、虚弱，应立即停止运动。

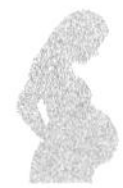

10. 产后运动的好处有哪些？

在生命中的每一天，运动都是改善情绪、加强和调理肌肉以及增进整体健康的最佳方式之一。特别是在产后期间，产后运动可以：

（1）调理怀孕期间拉伸的腹部肌肉。

（2）提升能量。

（3）更好地促进睡眠。

（4）缓解压力。

（5）有助于减掉怀孕增加的额外体重。

（6）产后的轻度至中度有氧运动（如步行）也能改善轻度至中度的抑郁症状。

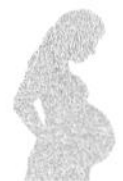

11. 糖妈妈如何产后随访？

妊娠期糖尿病是 2 型糖尿病的高危因素，应当对所有糖妈妈产后进行随访。产后随访时发现有糖尿病前期的妇女，应进行生活方式干预和（或）使用二甲双胍，以预防糖尿病的发生。美国糖尿病协会（ADA）发布的2024年妊娠期糖尿病诊治指南（《Management of Diabetes in Pregnancy: Standards of Care in Diabetes—2024》）推荐有妊娠期糖尿病的产妇后4～12周行OGTT筛查。

12. 产褥期需要继续使用胰岛素吗？

产褥期需根据血糖水平决定是否需要胰岛素以及胰岛素的用量。分娩后随着胎盘的娩出，体内拮抗胰岛素的激素急剧减少，胰岛素需要量明显减少，大部分妊娠期糖尿病患者在分娩后即不再需要使用胰岛素。妊娠期糖尿病A2级者（妊娠期糖尿病需要胰岛素控制血糖者）产后复查空腹血糖，空腹血糖≥7.0 mmol/L（126 mg/dL）、检查餐后血糖，根据血糖水平决定胰岛素用量；孕前糖尿病者产后胰岛素用量减少1/2～2/3，并结合产后血糖水平调整胰岛素的用量。

13. 产后如何进行血糖监测？

产后在院期间每日监测血糖，血糖稳定的产妇，产后6～12周进行血糖复查，做OGTT；若正常，此后至少每3年筛查一次，警惕发展为糖尿病或糖尿病前期。在院期间血糖不稳定，给予饮食指导，必要时注射小剂量胰岛素。

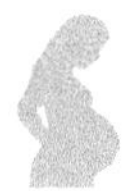

14. 部分新手妈妈为什么会患产后抑郁？

据 2019 年发布的《新妈妈情绪蓝皮书》的调查显示，中国每年有 1500 万以上的新手妈妈，其中 60％ 到 80％ 的妈妈在孕期和产后会有不同程度的抑郁情绪，接近 20％ 的妈妈会发展为临床抑郁症。产后抑郁症多是因为怀孕期间，女性体内的雌激素、孕激素比平时增加 10 倍，而在产后雌激素迅速下降会使产妇出现情绪的低落。有了孩子之后由于社会角色的变化、产后生活的忙碌等都给产妇带来了心理压力，从而增加了患抑郁症的风险。

其实有 50％～80％ 的女性会经历产后情绪不良，在分娩后 3～7 天发病，症状较轻，主要表现为情绪不稳、沮丧爱哭、担心多虑、委屈、内疚、失眠、食欲下降、易发怒、注意力不集中。产后 10～14 天内可自行缓解。而产后抑郁症就比较严重了，5％～8％ 的产妇患有产后抑郁症。

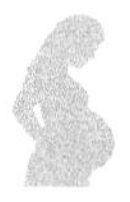

15. 应对产后情绪变化的方法有哪些？

（1）偶尔抽离母亲的角色，做自己。进入妈妈角色以后发现太多事情无法掌控，那就尝试做一些自己可以掌控的事情。

（2）不要完美主义，降低心理预期，允许自己无法面面俱到。接受自己及家人做事的不完美，接纳不足。

（3）关注自己的健康状态，当遇到自己身材走形、哺乳溢奶、便秘等问题时，应学会悦纳和接受。

（4）保证睡眠，一个人如果长期睡眠不足，会导致身心失衡、情绪暴躁或失落。充足的睡眠对情绪也有很重要的调节作用。

（5）主动寻求帮助，日常生活中遇到困难问题，应向家人、朋友进行诉说，向他们寻求帮助，不要自我内耗。应积极寻求家庭支持，尤其是丈夫的情感支持。内心的情感需求无法得到倾诉和支持，是产后抑郁情绪产生的一大根源。

（6）多进行户外活动，沐浴阳光，听听轻柔的音乐，创造舒适的环境。

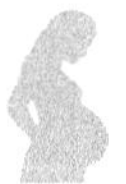

16. 产后体重滞留怎么办？

十月怀胎，顺利“卸货”后，产后妈妈会因为宝宝的出生感到无比激动和喜悦。但是，面对臃肿的体型、走样的身材，产后妈妈也会变得相当苦恼和焦虑。产后妈妈常常会惊叹：我怎么会胖了这么多？那是因为产后体重滞留。产后体重滞留是由妊娠引起的产后一段时间内 BMI 高于孕前的状态。产后体重滞留，已成为越来越普遍的现象，它是女性肥胖的主要原因，也大大增加了远期发生糖尿病、高血压、心脏病等疾病的患病风险。那么，产后体重滞留究竟该怎么办呢？

（1）饮食均衡，品种多样，不过量。母乳喂养妈妈的能量摄入 = 孕前能量 + 500 kcal。所以产后不要刻意节食，要保证合理的营养供给，多吃蔬菜水果，可以增加饱腹感，适当增加优质蛋白的摄入，选择脱脂或低脂奶制品，尽量减少高糖高脂食物的摄入，少油少盐，少食多餐（每日 5 ～ 6 餐），细嚼慢咽。

（2）适量运动。产后 1 ～ 2 周可进行产后康复操，产后 3 个月可恢复产前运动，开始时强度不宜过大，逐渐增加运动量。避免剧烈或反复弹跳的运动。

（3）坚持哺乳。据统计，每日泌乳量 600 ～ 800 mL 大致消耗 600 kcal 能量。所以，哺乳可增加身体能量的消耗，去除体内多余的脂肪。

（4）保证充足的睡眠。

（5）制订体重计划。目标：减轻 670 g/ 周。时间：产后 6 周开始减重，产后 6 个月是体重干预的黄金时期，尽量产后 6 ～ 12 个月内恢复孕前体重，不要试图在短时间内达到减重目标，得循序渐进，毕竟这是怀孕 9 个月积攒下来的。减重过快会影响乳汁分泌，甚至导致妈妈营养不良。

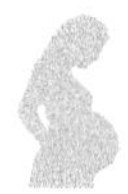

17. 如何健康地管理体重？

糖妈妈产后的体重管理很重要，它可表明我们对此次妊娠期糖尿病制订的治疗计划是否合适。

（1）根据病情，在医生允许下，可做一些轻中度的运动。

（2）应用膳食营养治疗方案，选择一些低热量的饮食。

（3）少吃油炸食品或快餐。

（4）可选择适合的健康饮食方案，如低脂沙拉、蒸煮鸡块等。

（5）少吃或尽可能不吃含饱和脂肪酸的食物，如动物脂肪。

（6）使用添加甜味剂的低脂食品。

（7）少量多餐或低热量的加餐保证身体的能量供应，预防饥饿。

（8）尽量避免错过吃饭时间或当餐吃得太少，否则会使下一餐太饿而吃得过多。

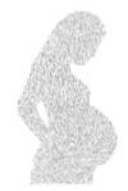

18. 糖妈妈可以母乳喂养吗?

母乳喂养是上天赐予每一位母亲的本能，是妈妈为宝宝提供的最恒定的爱。联合国儿童基金会和世界卫生组织均倡议婴儿分娩后要尽早哺乳，在出生后6个月内纯母乳喂养。那么糖妈妈可以进行母乳喂养吗?

答案是肯定的。母乳是婴儿最好的食物，不仅为婴儿的生长发育提供营养成分，而且还能增强婴儿的免疫力、促进婴儿的神经和智力发育等。与人工喂养婴儿比较，纯母乳喂养6个月的婴儿呼吸道和消化道感染、新生儿晚发型败血症等各种感染性疾病、特应性皮炎（婴儿湿疹）、儿童急性淋巴细胞白血病、青少年1型糖尿病、新生儿坏死性小肠结肠炎、新生儿猝死综合征等疾病的发生率明显降低。母乳喂养还可减少母亲乳腺癌、卵巢癌等疾病的发生。因此，世界卫生组织建议婴儿坚持纯母乳喂养至少6个月。

有研究表明，出生后6个月内的母乳喂养，尤其是纯母乳喂养可以降低糖妈妈子代发生超重的风险。此外，母乳喂养时间越长、频率越高，越有利于妈妈产后血糖的控制，这种影响可以持续到断奶以后。糖妈妈产后哺乳者胰岛 β 细胞功能的改善是由哺乳刺激体内产生的高催乳素水平来维持的，催乳素通过作用于胰岛 β 细胞表面的受体刺激胰岛素产生和分泌。因此，纯母乳喂养更有利于维持体内的高催乳素水平，且可以更有效地利用葡萄糖，从而改善糖代谢。

因此，糖妈妈也要坚持母乳喂养，给宝宝带着母亲体温的爱。

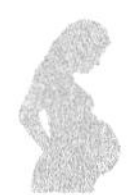

19. 糖妈妈哺乳期有须避免的食物吗？

是的。须避免食用某些鱼类（因其含有大量汞）。汞可通过乳汁分泌，可导致婴儿的脑部和神经系统出现问题。应避免食用以下含大量汞的鱼类：鲨鱼、剑鱼、鲭鱼王、方头鱼。

其他种类的鱼和海鲜含汞量较少，且有利于母婴健康。医生推荐每周进食约2次这些类型的鱼和海鲜。安全的鱼类包括：虾、淡金枪鱼罐头、鲑鱼、鳕鱼、鲶鱼等。

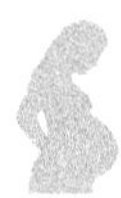

20. 糖妈妈哺乳期能否摄入含咖啡因的饮料？

部分咖啡因可通过乳汁分泌。部分婴儿可因为咖啡因的摄入而出现烦躁或难以入睡等情况。大多数专家推荐哺乳期每日饮用咖啡不要超过 2 或 3 杯。

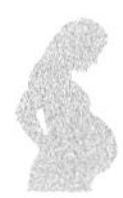

21. 糖妈妈哺乳期能否饮酒？

哺乳期并不推荐妈妈饮酒和含有酒精的饮料。酒精会以血液中相似的浓度进入母乳，如果饮用量大，且没有等待足够的时间将酒精代谢掉，有可能会导致婴儿睡眠中断、进食减少、发育迟缓等。

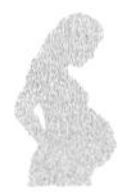

22. 糖妈妈哺乳期能否吸烟？

不能吸烟或吸电子烟。事实上，新生儿或婴儿的周围不能有任何人吸烟或吸电子烟。

若父母或照料者吸烟，孩子出现以下问题的风险较高：睡眠不良、呼吸问题、肺部感染、耳部感染、婴儿猝死综合征（SIDS）——不满1岁的婴儿突然发生不明原因的死亡。

哺乳期吸电子烟的影响还不太明确，但医生推荐避免吸含有尼古丁的电子烟，以防该物质进入乳汁并影响孩子。另外，孩子吸入电子烟的烟雾可能并不安全。吸烟或吸电子烟还可能减少母亲的泌乳量。

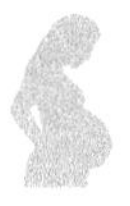

23. 糖妈妈母乳喂养有什么影响？

母乳喂养是糖妈妈产后需尽可能坚持的，母乳喂养对糖妈妈有利，可帮助快速降低血糖，减轻孕期增加的体重，促进产后恢复，并可降低未来患糖尿病的概率。对孩子来说，母乳喂养不仅不会把糖尿病传染给孩子，还可有助于降低孩子日后发生肥胖、糖尿病的风险。

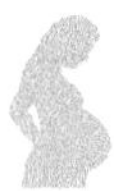

24. 如何进行新生儿血糖监测？

新生儿出生后，将不再接受母体葡萄糖的供给，其自身会动员肝脏储存的葡萄糖，分解糖原和启动糖异生，基本上能维持正常的血糖水平。但是，有部分新生儿因不能适应宫外的环境，对血糖不能进行有效的调节，可发生暂时性或严重的持续性低血糖。在新生儿人群中，存在低血糖高危因素者可达30%，有高危因素的新生儿低血糖事件发生率可高达51%。新生儿一旦发生了严重的低血糖可导致神经系统急性及远期功能障碍。因此，合理地监测血糖尤为重要。

通常情况下，正常的新生儿不需要进行常规的血糖监测。对于无低血糖症状的高危新生儿，应在有效喂养30分钟并且不能晚于出生后2小时后进行首次血糖监测，随后还需要继续进行常规的喂奶前血糖监测。当新生儿出现疑似低血糖症状和体征时应立刻监测血糖。当新生儿确诊低血糖后，监测血糖的频率为3～6小时/次，且每次须监测喂奶前的血糖。

监测血糖对低血糖新生儿非常重要，不仅可以了解患儿血糖水平的动态变化，还有利于医生及时调整治疗方案，帮助患儿早日恢复健康。

25. 什么是新生儿低血糖？

新生儿低血糖：是指血糖值低于正常新生儿的最低标准。我国新生儿低血糖的诊断标准为：不论胎龄、日龄或出生体重为多少，血糖值低于2.2 mmol/L即可诊断为新生儿低血糖，低于2.6 mmol/L为临床需要处理的界限值。

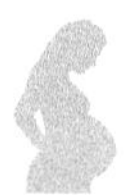

26. 新生儿低血糖的症状表现有哪些？

新生儿低血糖的症状很不典型，大多数宝宝无症状，只在监测血糖时发现；少数有症状者，多见于生后24～72小时。糖尿病母亲的婴儿生后儿小时即可出现症状。多表现为反应差，少吃、少哭、少动，低体温、喂养困难，面色苍白，出汗等全身症状；呼吸暂停、呼吸节律改变，严重者出现嗜睡、肌张力低下，哭声弱或高尖，抖动、惊厥等神经系统功能障碍。

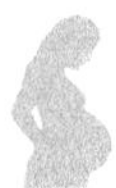

27. 怎样预防新生儿低血糖？

（1）早接触、早吸吮、早开奶。新生儿生后30分钟即可开始母婴皮肤接触、早吸吮、早开奶。鼓励母乳喂养，按需喂养，间隔不宜超过3小时，配方奶喂养的一般间隔约3小时。对于新生宝宝，在按需喂养的原则下，如果宝宝一直沉睡不醒，每隔2～3小时要把宝宝叫醒及时喂奶。因为宝宝低血糖状态时往往表现为嗜睡，若以为宝宝睡着了而延误喂养，容易引起低血糖。

（2）加强保暖，保持正常体温，减少能量消耗是防治新生儿低血糖的重要措施，新生儿所处房间的室温应保持在24～26℃，相对湿度为50%～60%，保证空气的流通和新鲜，保证新生儿的温度维持在36～37℃。

（3）确保母乳充足。识别母乳充足的征象：喂奶时听见吞咽声，母亲喂奶前乳房饱满，喂奶后乳房变得松软，婴儿24小时内小便6次或6次以上，而且每次尿裤湿透，大便量多，两次喂奶之间婴儿很满足、安静，平均体重每天增加至少20～30g。

（4）糖尿病母亲的新生儿出现疑似低血糖症状或体征时需立即进行血糖监测。

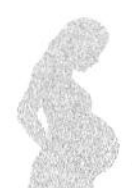

28. 糖妈妈产后如何进行新生儿的监测和随访?

妊娠合并高血糖改变了胚胎正常发育的环境，宫内高糖环境通过胎盘、血管、代谢、表观遗传等方面对新生儿器官功能发育产生影响，导致各个系统出现相应的异常，而且这种影响可延续到成年期。因此需要提高认识，做好新生儿期的系统管理。

（1）分娩时母体持续较高的葡萄糖输注突然被中断，胎儿相对较高的胰岛素水平会持续消耗储备的糖原，导致其出生后发生低血糖。新生儿首次喂养后进行血糖筛查，绝大多数是在生后 1 小时内完成，之后每 3 小时监测 1 次喂奶前血糖浓度，持续 24 ～ 48 小时，并及时纠正异常的血糖。

（2）糖尿病母亲分娩的巨大儿，特别是因此行剖宫产娩出的新生儿，经常合并有短暂呼吸急促或者呼吸窘迫，所以分娩后注意口腔及气道分泌物的清理，尽早做好母婴接触。

（3）糖尿病母亲的婴儿出生后不论体重多少，应尽量待在母亲身边，尽早开始频繁、足量的母乳喂养，这是预防低血糖的关键。对于宫内暴露在高糖环境的新生儿，出生后获得足够的母乳喂养（＞ 6 个月）能够减少儿童期肥胖水平、降低 BMI、改善整体体型。

（4）由于巨大儿是发生代谢综合征的高危人群，因此要做好出院后随访，定期检测血压、血糖、脂质代谢等。

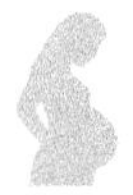

29. 儿童随访有何重要性?

儿童是国家的未来，他们的健康成长关系到国家的发展和社会的进步。然而，由于各种因素的影响，许多儿童在成长过程中会面临各种挑战和问题。

儿童随访是指在儿童成长过程中定期对其进行体格检查与评估、发育评估、饮食指导与健康教育，以确保他们在身体、心理和社会方面得到全面的发展。为什么儿童随访很重要呢?

首先，儿童随访有助于及早发现并预防潜在的健康问题。儿童在成长过程中，身体和智力发展都处于快速期，也容易受到各种疾病的侵袭。通过定期的健康检查，医生可以及早发现孩子的异常情况，如贫血、视力问题、听力问题等，并采取相应的治疗措施，避免病情恶化。同时，医生也可以根据孩子的具体情况，提供针对性的健康建议，帮助孩子养成良好的生活习惯，预防潜在的健康问题。

其次，儿童随访有助于监测孩子的生长发育情况。儿童的生长发育是一个动态的过程，需要定期进行监测。通过儿童随访，医生可以定期评估孩子的身高、体重、头围等指标，了解孩子的生长发育情况，并与同龄孩子进行比较，判断孩子的生长发育是否正常。如果发现孩子存在生长发育迟缓等问题，医生可以及时进行干预和治疗，促进孩子的健康成长。

最后，儿童随访还有助于促进亲子关系的建立。儿童随访不仅是医生与孩子之间的交流，也是家长与孩子之间的互动。在随访过程中，家长可以与医生交流育儿经验，了解孩子的成长需求，更好地陪伴孩子成长。同时，医生也可以向家长提供育儿知识和技巧，帮助家长更好地与孩子沟通交流，建立良好的亲子关系。

综上所述，儿童随访对于儿童的健康成长至关重要。家长应该重视儿童随访的重要性，定期带孩子进行健康检查和评估。同时，政府和社会也应该加大对儿童随访的宣传力度，提高公众对儿童随访的认知度和参与度，共同为儿童的健康成长保驾护航。

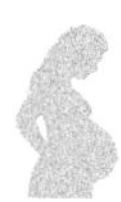

30. 产后随访有何重要性？

宝宝出生的第一周可能大部分的家庭都是喜悦与焦虑交织着，对于如何做好宝宝的基本护理，以及怎样恢复身体等问题会产生不少困扰。由于产妇的角色突然转变，身体与心理都处在重要的过渡时期，而由医院提供的产后随访对于这些问题的解决就起到了至关重要的作用。

医生首先通过询问和观察母婴的一般情况，如饮食、睡眠、排泄等，以评估母婴的生活习惯和健康状况。除此之外，对产妇进行心理状况的评估，及时的心理支持和指导可以帮助她们预防产后抑郁等心理问题的发生。

在体格检查方面，产后随访会检查产妇的子宫复旧和恶露情况，检查会阴切口或剖宫产切口的愈合情况，这对于预防产后出血和产后感染有重要意义。评估乳房的状况及母乳喂养情况。同时，还会对新生儿进行一系列的身体检查，包括黄疸、生理性体重下降、脐部状况等。

在产后随访的过程中，医生通过观察和询问、体格检查，可以及时发现潜在的健康问题，从而提供相应的健康指导和建议，帮助产妇和新生儿更好地适应产后的生活，保障母婴的安全。

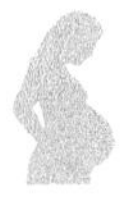

31. 持续监测和管理产后妊娠期糖尿病有何必要性?

大部分患有妊娠期糖尿病的妈妈，都以为生完宝宝后血糖正常就不会是糖妈妈了，其实不然，有研究表明既往患有妊娠期糖尿病的妈妈在未来患 2 型糖尿病的风险是健康妈妈的 10 倍，产后的第一个 10 年的心血管事件风险将增加 2.3 倍，同时糖妈妈的宝宝在青少年时期也会处在 2 型糖尿病和肥胖的高风险中。

对产后妊娠期糖尿病的管理不但能提高产妇对疾病的认识和自我管理能力，而且能降低产后罹患长期糖尿病的风险。如果产妇高血糖得不到控制，不仅影响产妇的自身健康，同时可能会影响到乳汁的质量及产量，对宝宝的生长发育造成影响。

因此，产后积极正确的妊娠期糖尿病的管理对于产妇和新生儿的健康以及远期结局改善至关重要。

持续监测和管理产后妊娠期糖尿病是对产妇和宝宝未来健康生活的长期投资，糖妈妈和家庭成员应该充分认识到其重要性，配合医生的指导和治疗，共同维护母婴健康。

参考文献

一、著作

[1] 杨月欣．食物血糖生成指数——一个关于调节血糖的新概念 [M]. 北京：北京大学医学出版社，2004.

[2] 杨月欣，李宁．营养功能成分应用指南 [M]. 北京：北京大学医学出版社，2011.

[3] 中国医师协会营养医师专业委员会，中华医学会糖尿病学分会．中国糖尿病医学营养治疗指南（2013 版）[M]. 北京：人民卫生出版社，2013.

[4] 谢幸，苟文丽．妇产科学（第 8 版）[M]. 北京：人民卫生出版社，2014.

[5] 中国营养学会．中国居民膳食指南 2016（专业版）[M]. 北京：人民卫生出版社，2016.

[6] 邵肖梅，叶鸿瑁，丘小汕．实用新生儿学（第 5 版）[M]. 北京：人民卫生出版社，2019.

[7] 孙秀发，凌文华．临床营养学（第 3 版）[M]. 北京：科学出版社，2023.

二、期刊

[1] Fadl H E，Ostlund I K M，Magnuson A F K，et al. Maternal and neonatal outcomes and time trends of gestational diabetes mellitus in Sweden from

1991 to 2003[J]. Diabettic medicine：A journal of the British Diabetic Association，2010，27（04）：436–441.

[2] Lawrence J M，Black M H，Hsu J W，et a1. Prevalence and timing of postpartum glucose testing and sustmned glucose dysregulation after gestational diabetes mellitus [J]. Diabetes care，2010，33（03）：569–576.

[3] 刘爱君 . 产后访视中新生儿常见护理问题及对策 [J]. 齐鲁护理杂志，2011，17（14）：96–98.

[4] 游川 . 妊娠期糖尿病孕妇的运动推荐 [J]. 中华围产医学杂志，2013，16（06）：324–326.

[5] 应莉，梁伟珍，李卫琴，等 . 早期护理干预对新生儿高胆红素血症的影响 [J]. 解放军护理杂志，2013，30（14）：34–36.

[6] 文秀敏 . 早产儿视网膜病变筛查及随访的重要性 [J]. 中国现代医生，2013，51（20）：128–129.

[7] 李桂英 . 出院随访在住院患者护理满意度调查中的应用 [J]. 黑龙江医学，2014，38（12）：1402.

[8] 纪立农，翁建平，陆菊明，等 . 中国 2 型糖尿病防治指南（2013 年版）[J]. 中华糖尿病杂志，2014，6（07）：447–498.

[9] 王晨，杨慧霞 . 孕期运动在妊娠期糖尿病预防和管理中的作用 [J]. 中华妇幼临床医学杂志（电子版），2014（05）：676–679.

[10] Feig D S，Hwee J，Shah B R，et al. Trends in incidence of diabetes in pregnancy and serious perinatal outcomes：A large，population–based study in ontario，canada，1996–2010 [J]. Diabetes Care，2014，37（06）：1590–1596.

[11] Boulvain M，Senat M V，Perrotin F，et al.Induction of labour versus expectant management for large–for–date fetuses：A randomised controlled

trial[J]. Obstetrical and gynecological survey，2015，70（10）：601-603.

[12] Leng J，Shao P，Zhang C，et al. Prevalence of gestational diabetes mellitus and its risk factors in Chinese pregnant women：A prospective population-based study in Tianjin，China[J]. PLos One，2015，10（03）：e0121029.

[13] 魏小辉，王育璠 . 2015 年国际妇产科联盟（FIGO）妊娠期糖尿病诊疗指南解读 [J]. 中华内分泌代谢杂志，2016，32（11）：895-899.

[14] 中国营养学会膳食指南修订专家委员会，妇幼人群指南修订专家工作组 .6 月龄内婴儿母乳喂养指南的科学依据 [J]. 临床儿科杂志，2016，34（08）：637-640.

[15] Boriboonhirunsarn D，Waiyanikorn R. Emergency cesarean section rate between women with gestational diabetes and normal pregnant women[J]. Taiwanese journal of obstetrics and gynecology，2016，55（01）：64-7.

[16] 段丽芬，周玲，王惠萍，等 .323 例儿童院前死亡病因分析及家庭状况探讨 [J]. 中国小儿急救医学，2016，（02）：124-127.

[17] 宋硕宁，李乃适 . 2016 年《体力活动 / 运动与糖尿病：美国糖尿病学会立场声明》解读 [J]. 中华健康管理学杂志，2017，11（02）：114-117.

[18] 瞿运萍，李丹，孟丽娟 . 早产儿出院后营养管理方式与随访研究 [J]. 当代医学，2017，23（28）：108-109.

[19] Ganer H H，Kogan Z，Bar J，et al. Trial of labor after cesarean delivery for pregnancies complicated by gestational diabetes mellitus [J].International journal of gynaecology and obstetrics：the official organ of the International Federation of Gynaecology and Obstetrics，2017，138（01）：84-88.

[20] 于广军 . 规范高危儿随访管理，构建高危儿关爱体系 [J]. 上海医学，2017，40（05）：263-266.

[21] 荫士安 . 母乳喂养与新生儿早期免疫的启动与建立 [J]. 中华新生儿科杂志（中英文），2017，32（05）：321–324.

[22] 杨秋萍 . 产褥期内新生儿常见健康问题的调查研究 [J]. 影像研究与医学应用，2017，1（06）：201–202.

[23] 陈海天，崔俭俭，王子莲 . 妊娠期糖尿病的产后随访和管理：2018 年美国妇产科医师学会和美国糖尿病协会指南相关内容解读 [J]. 中华围产医学杂志，2018，21（10）：652–656.

[24] ACOG Practice Bulletin No.190：Gestational diabetes mellitus[J]. Obstetrics and gynecology，2018，131（02）：e49–e64.

[25] Zhang Y，Gong Y，Xue H，et al. Vitamin D and gestational diabetes mellitus：A systematic review based on data free of Hawthorne effect[J]. BJOG：an international of obstetrics and gynaecology，2018，125（07）：784–793.

[26] 姜志凤 . 产后延续护理对产妇产褥期母婴健康的影响 [J]. 当代护士（下旬刊），2018，25（01）：92–94.

[27] 沈晶晶，杨文静 . 延续性随访管理对儿童慢性肾衰竭腹膜透析患儿生活质量及依从性的影响 [J]. 中国妇幼保健，2019，34（06）：1296–1298.

[28] 马玉燕 . 妊娠期糖尿病孕妇的运动与胰岛素治疗的管理 [J]. 健康世界，2019（01）：31–32.

[29] Wei Y，Xu Q，Yang H，et al. Preconception diabetes mellitus and adverse pregnancy outcomes in over 6.4 million women：A population–based cohort study in China [J]. PLoS Med，2019，16（10）：e1002926.

[30] 袁洁，王德芝，王丽丽，等 . 不同奶量乳母营养状况的分析及对新生儿发育情况的影响 [J]. 中国食物与营养，2019，25（07）：86–89.

[31] 王萍 . 产后随访对出院后产褥期母婴健康的影响 [J]. 上海医药，2019，40（16）：55–57.

[32] 陈海天，张少凤，王子莲 . 美国糖尿病学会 2020 年《孕期糖尿病诊治指南》摘译和解读 [J]. 中华内分泌代谢杂志，2020，36（12）：1003–1008.

[33] 1 型糖尿病合并妊娠多学科综合管理专家组 .1 型糖尿病合并妊娠多学科综合管理专家共识 [J]. 中华糖尿病杂志，2020，12（08）：576–584.

[34] 中华医学会围产医学分会，中华医学会妇产科学分会产科学组，中华护理学会产科护理专业委员会，等 . 中国新生儿早期基本保健技术专家共识（2020）[J]. 中华围产医学杂志，2020，23（07）：433–440.

[35] 吴晶，李佳 . 母乳喂养与辅食添加对婴儿体格生长的影响 [J]. 黑龙江科学，2020，11（12）：60–61.

[36] 夏丹 . 婴儿辅食添加对其生长发育的影响 [J]. 中国继续医学教育，2020，12（02）：89–90.

[37] 中华医学会围产医学分会，中华医学会妇产科学分会产科学组 . 妊娠并发症和合并症终止妊娠时机的专家共识 [J]. 中华妇产科杂志，2020，55（10）：649–658.

[38] Ley S H，Chavarro J E，Li M，et al. Lactation duration and long–term risk for incident type 2 diabetes in women with a history of gestational diabetes mellitus [J]. Diabetes care，2020，43（04）：793–798.

[39] 丁点 . 宝宝辅食该怎么添 [J]. 江苏卫生保健，2020（11）：34.

[40] 中国妇幼保健协会妊娠合并糖尿病专业委员会，中华医学会妇产科学分会产科学组 . 妊娠期运动专家共识（草案）[J]. 中华围产医学杂志，2021，24（09）：641–645.

[41] 余昕烊，吴侠霏，漆洪波 . 昆士兰卫生组织《妊娠期糖尿病指南（2021 年版）》要点解读 [J]. 中国实用妇科与产科杂志，2021，37（09）：933–936.

[42] 曾婵娟，张卫社 . 妊娠期糖尿病患者的产后管理策略 [J]. 中华产科急救电子杂志，2021，10（01）：40–43.

[43] American Diabetes Association. Management of diabetes in pregnancy：Standards of medical care in diabetes–2021[J]. Diabetes care，2021，44（Suppl 1）：S200–S210.

[44] 冯春玲，李益民，周临等 . 新生儿父母参与皮肤接触护理体验质性研究的 Meta 整合 [J]. 护理学报，2021，28（11）：27–32.

[45] 中华预防医学会妇女保健分会 . 产后保健服务指南 [J]. 中国妇幼健康研究，2021，32（06）：767–781.

[46] 钟鑫琪 . 妊娠合并糖尿病患者新生儿的管理 [J]. 中华产科急救电子杂志，2021，10（01）：44–48.

[47] 魏丽，潘红英，黄晨，等 . 基于互联网云平台的新生儿护理咨询门诊实施效果 [J]. 中国护理管理，2021，21（12）：1890–1893.

[48] 中华预防医学会妇女保健分会 . 产后保健服务指南 [J]. 中国妇幼健康研究，2021，32（06）：767–781.

[49] 余昕烊，吴侠霏，漆洪波 . 昆士兰卫生组织《妊娠期糖尿病指南（2021 年版）》要点解读 [J]. 中国实用妇科与产科杂志，2021，37（09）：933–936.

[50] 隽娟，杨慧霞 . 美国糖尿病学会 2022 年“妊娠合并糖尿病诊治指南”介绍 [J]. 中华围产医学杂志，2022，25（04）：313–315.

[51] Fu J，Retnakaran R. The life course perspective of gestational diabetes：An opportunity for the prevention of diabetes and heart disease in women[J]. EClinical Medicine，2022，45：101294.

[52] 黄俊巧，李映桃，刘梦玥，等.2022 年中国妊娠期高血糖诊治指南与美国糖尿病学会妊娠合并糖尿病诊治指南比较 [J]. 国际妇产科学杂志，2022，49（06）：691-699.

[53] 中华医学会妇产科学分会产科学组，中华医学会围产医学分会，中国妇幼保健协会妊娠合并糖尿病专业委员会 . 妊娠期高血糖诊治指南（2022）[第二部分] [J]. 中华妇产科杂志，2022，57（02）：81-90.

[54] 中华医学会儿科学分会新生儿学组，甘肃省医师协会新生儿专科医师分会，甘肃省医学会临床流行病学和循证医学分会 . 新生儿维生素 K 临床应用指南 [J]. 中华儿科杂志，2022，60（09）：877-882.

[55] 中华医学会儿科学分会新生儿学组 . 新生儿低血糖临床规范管理专家共识（2021）[J]. 中国当代儿科杂志，2022，24（01）：1-13.

[56] 吴珊，周伟，吴剑萍 . 宜春市高危儿随访管理现状分析与对策 [J]. 宜春学院学报，2022，44（09）：52-53+117.

[57] 黄紫玥，陈伟林，吕艳敏，等 . HBV 感染孕产妇及其所生儿童随访管理模式实践探索 [J]. 中国艾滋病性病，2022，28（11）：1318-1320.

[58] 中华医学会儿科学分会儿童保健学组，中华儿科杂志编辑委员会 . 中国儿童维生素 D 营养相关临床问题实践指南 [J]. 中华儿科杂志，2022，60（05）：387-394.

[59] 陈立，邵洁，陈艳妮，等 . 儿童铁缺乏和缺铁性贫血防治专家共识 [J]. 中国实用儿科杂志，2023，38（03）：161-167.

[60] 隽娟，杨慧霞 . 美国糖尿病学会 2023 年“妊娠合并糖尿病诊治指南”解读 [J]. 中华围产医学杂志，2023，26（04）：265-269.

[61] 彭怡然，宋耕．妊娠期糖尿病的产后随访和预防 [J]. 实用妇产科杂志，2023，39（05）：327–329.

[62] 吴礼权．定期口腔保健知识随访宣教对儿童龋齿的预防效果研究 [J]. 基层医学论坛，2023，27（05）：61–63.

[63] 苏朝宇．家医签约服务对婴儿生长发育及常见病发生率的影响 [J]. 医学信息，2023，36（02）：124–126.

[64] 周世豪，侯达，陈静，等．长沙地区新生儿听力与耳聋基因联合筛查临床研究 [J]. 中华耳科学杂志，2023，21（03）：307–314.

[65] 刘瑛，杨立．基于互联网的远程黄疸监测在新生儿黄疸居家监测中的应用价值 [J]. 广西医学，2023，45（03）：285–288，295.

[66] 赵凯红，王彤，田渤，等．脐动脉血气指标联合 Apgar 评分评估新生儿窒息的应用价值 [J]. 中国妇幼健康研究，2024，35（01）：51–57.

三、电子资源

[1] 中国营养学会．孕期好帮手——蔬果营养不可少 [EB/OL].（2019–11–22）[2024–01–15].https：//www.cnsoc.org/knowledge/211921203.html.

[2] 中国营养学会．浙江 | 湖州市“科学坐月子，怎么吃很关键”[EB/OL].（2021–07–01）[2024–01–15].https：//www.cnsoc.org/skillsnews/1721002032.html.

[3] 中国居民膳食指南，中国居民膳食指南 2022 | 准则三 多吃蔬果、奶类、全谷、大豆 [EB/OL].（2022–05–03）[2024–01–15].http：//dg.cnsoc.org/article/04/70JvPbFmTlyZbjoO67LeRg.html.

[4] 中国居民膳食指南．中国居民膳食指南 2022 | 准则六 规律进餐，足量饮水 [EB/OL].（2022–05–06）[2024–01–15].http：//dg.cnsoc.org/article/04/wDCyy7cWSJCN6pwKHOo5Dw.html.

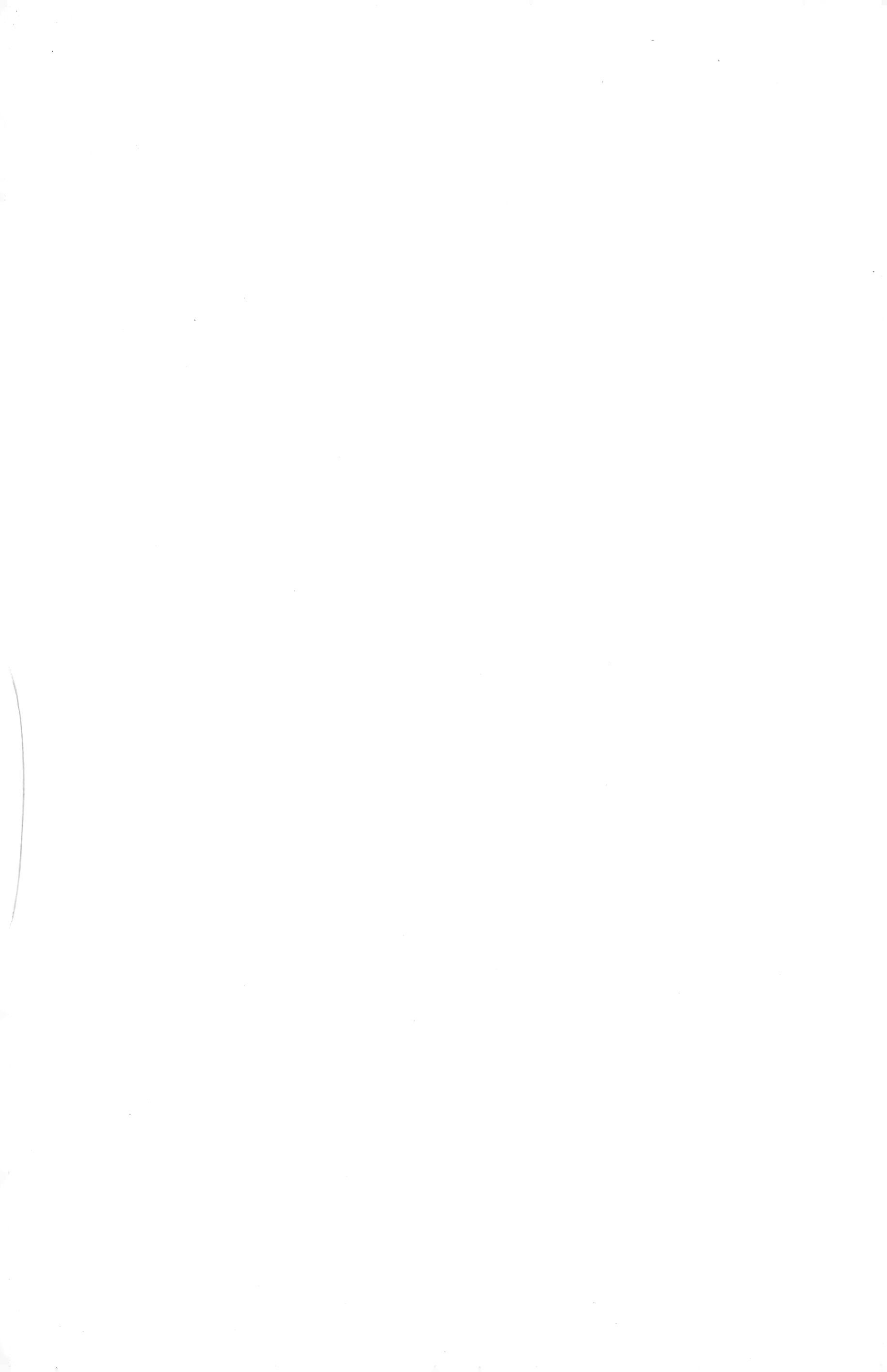